URSULA LINZER

MIKRO-PLASTIK

**Was es im
Körper anrichtet
und wie wir
uns davor schützen**

INHALT

Vorwort 6

PLASTIK – PRAKTISCH UND PROBLEMATISCH 7

Mikroplastik – die unterschätzte Gefahr 8
So viel Plastik 8
… und so viel Plastikmüll 9
Wie entsteht Mikroplastik? 10
Welchen Einfluss hat Mikroplastik auf unseren Körper? . . 12
• Mikroplastik – kurz erklärt. 14
Wie gelangt Mikroplastik in unseren Körper? 15

Umwelthormone – die unsichtbare Gefahr 18
Gefährliche Störenfriede: Endokrine Disruptoren 18
Unser täglicher »Hormon-Cocktail« 22
Umwelthormone im Überblick 28

KRANK DURCH HORMONE AUS DEM PLASTIK? 37

Östrogendominanz und die Folgen 38
Ein hoch komplexes System 38
Umwelthormone imitieren unser natürliches Östrogen. . . 39
Östrogen – nicht nur ein »Frauen-Hormon« 40
Die Östrogenrezeptoren 43
Den Hormonen auf der Spur: Nachweis im Blut oder Speichel 44
• Östrogendominanz – die Symptome 45
Wie wirkt Östrogen auf unseren Hormonhaushalt? 46
»Östrogenübergewicht« und die Hormon-Dysbalance-Spirale 49

Häufige Beschwerden der hormonellen Dysbalance 54
Einfluss auf die körperliche und geistige Entwicklung. . . 54
Aus meiner Praxis 55
• Schaden UV-Filter den Spermien? 69

Den persönlichen Hormonstatus ermitteln 70

In Balance kommen 70

Progesteronmangel.................. 71

Östrogendominanz 73

DHEA-Mangel..................... 74

Testosteronmangel beim Mann 76

Östrogenmangel der Frau 77

DER WEG ZUR HORMONBALANCE... 79

Raus aus dem Plastik-Wahn 80

Beim Einkaufen 80

Am Arbeitsplatz 83

Zu Hause 83

• Wer findet am meisten Plastik?........... 87

• Bio-Plastik...................... 88

Die Recyclingcodes von Plastik........... 89

Den Körper schützen und entlasten 92
Phytohormone.............. 92
- Kohlgemüse gegen Hormonchaos 95
- Hunger auf Phytohormone............ 96

Unterstützung für Leber und Nieren 100
- Mein Saft-Obst-Tag............ 109

Detox-Programm zum Ausleiten von Umwelthormonen 110
Raus mit dem Gift!............ 110
Das Detox-Programm – so geht's............ 113
- Test: Selbsteinschätzung der persönlichen Mikroplastik- und Umwelthormonbelastung 120

ANHANG 122
Glossar 122
Bücher, die weiterhelfen 124
Adressen, die weiterhelfen 124
Register 125
Impressum............ 128

VORWORT

WIE PLASTIK UNSER LEBEN BEEINFLUSST

Mikroplastik ist nicht nur regelmäßig Thema in allen Medien, sondern im wahrsten Sinne des Wortes auch in aller Munde. Bis zu zwölf Millionen Tonnen Plastik landen – Schätzungen zufolge – jedes Jahr in den Weltmeeren. Fünf Gramm Plastik nehmen wir – so das Ergebnis einer Studie im Auftrag der Umweltstiftung WWF – jede Woche in unserem Körper auf.

Es werden die alarmierenden Stimmen aus der Wissenschaft immer lauter! Und die Forschung scheint auf Hochtouren zu laufen, denn fast täglich gibt es neue besorgniserregende Pressemitteilungen und Medienberichte über Plastik und Mikroplastik in unseren Meeren und unserem Körper.

Wussten Sie, dass Plastik beispielsweise in Haarshampoo als Füllstoff oder Bindemittel zu finden ist und ihm hormonwirksame Substanzen als Konservierungsstoffe zugesetzt werden? Oder haben Sie sich Gedanken darüber gemacht, dass in der Zahnpasta Mikroplastikteilchen stecken könnten?

Seit dem Jahr 2000 beschäftige ich mich intensiv mit dem Thema Plastik. In diesem Buch möchte ich aufklären über Mikroplastik und Umwelthormone. Darüber, welche Gefahren von ihnen ausgehen und welchen Einfluss sie auf unser Hormonsystem ausüben. Aber vor allem möchte ich aufzeigen, wie Sie Plastik und hormonell wirksame Substanzen im Alltag meiden und die Auswirkungen auf den Körper abschwächen können.

Wenn jeder Einzelne von uns im Kleinen bewusster wird und wir alle etwas in unserem Verhalten verändern, erreichen wir gemeinsam viel!

Ursula Linzer

PLASTIK – PRAKTISCH UND PROBLEMATISCH

Plastiktüten, Plastikdosen, Plastikflaschen, Plastikverpackungen, Kinderspielzeug aus Plastik – Plastik ist praktisch und aus unserem Alltag nicht mehr wegzudenken. Aber muss Plastik wirklich sein? Tausende Tonnen an Plastikmüll schwimmen im Meer, gefährden die Meerestiere und belasten unsere Umwelt. Kleinste Plastikteilchen sowie hormonähnliche Substanzen aus dem Plastik gelangen auf unterschiedlichsten Wegen in unseren Körper und gefährden unsere Gesundheit.

Mikroplastik – die unterschätzte Gefahr

Mikroplastik – also kleinste Plastikteilchen, die mit dem bloßen Auge kaum wahrnehmbar sind – findet sich fast überall und bedroht die Gesundheit von Mensch und Tier. Das Ausmaß dieser Bedrohung ist noch weitgehend unerforscht.

SO VIEL PLASTIK …

Plastik ist leicht, praktisch, äußerst vielseitig verwendbar und noch dazu kostengünstig in der Herstellung. Weltweit werden heute jährlich rund 400 Millionen Tonnen Plastik produziert, davon etwa 15 Prozent in Europa – Tendenz: steigend. Im Jahr 1950 lag die Produktion noch bei »nur« 1,5 Millionen Tonnen, doch von da an nahm die Plastikproduktion rasant zu. Europa ist heute nach China der zweitgrößte Plastikproduzent der Welt. Und nur ein winziger Bruchteil des Plastiks wird recycelt, der größte Teil wird zum (Problem-)Müll, belastet unsere Umwelt und landet schlussendlich auf unserem Teller ...

Plastik in unserem Alltag

Wir kaufen Plastikflaschen, weil sie leichter zu transportieren sind als schwere Glasflaschen, wir benutzen Plastiktüten für loses Obst und Gemüse im Supermarkt oder kaufen es gleich in Plastik verpackt. Unsere Lebensmittel bewahren wir gut geschützt vor Schmutz und Feuchtigkeit in Plastikdosen auf. Viele Kinderspielsachen sind aus Plastik, sie sind schön bunt und lange haltbar. Aber Plastik versteckt sich auch kaum sichtbar als Beschichtung in Dosen und Tetra Paks, wo es die darin enthaltenen Lebensmittel oder Getränke schützt. Es gibt viele Vorteile bei der Verwendung von Plastik, und vor allem ist es sehr viel günstiger in der Herstellung als Produkte aus Glas, Holz oder Metall. Ein weiterer Vorteil ist die einfache Verarbeitung. Man kann nahezu alle Formen aus Plastik bilden. Es kann – je nach Zusatzstoffen – als ganz stabiles oder als sehr flexibles und elastisches Plastik hergestellt werden. Aber es gibt auch die andere Seite der Medaille, und die steckt voller – bisher zum Großteil noch unerforschter – Gefahren.

... UND SO VIEL PLASTIKMÜLL

Pro Minute werden auf der ganzen Welt circa eine Million Getränkeflaschen aus Plastik verkauft, zu neuen Flaschen recycelt werden davon allerdings nur etwa sieben Prozent. Leider gelangt trotz Recycling viel zu viel Plastikmüll in unsere Umwelt. Jährlich verursacht jeder Europäer im Durchschnitt 33 Kilogramm Plastikmüll, jeder Deutsche ungefähr 39 Kilogramm.

PLASTIK – PRAKTISCH UND PROBLEMATISCH

Nach Einschätzung der Umweltstiftung WWF landen jedes Jahr bis zu zwölf Millionen Tonnen Plastikmüll in unseren Meeren. Schiffe werfen ihren Plastikmüll einfach über Bord, Fischernetze gehen verloren oder werden kurzerhand im Meer entsorgt. Aber auch der Plastikmüll, den wir am Strand liegen lassen, gelangt durch Wind oder Hochwasser ins Meer. Auch kann Plastikmüll, den Menschen achtlos in die Landschaft werfen, bei Regen über die Flüsse bis ins Meer gespült werden. Beim Waschen von Kleidungsstücken gelangen kleinste Plastikteilchen ins Abwasser und damit in den Wasserkreislauf. Die Menge an Plastik, die jährlich ins Meer gelangt, entspricht einer Lastwagenladung pro Minute.

Aber auch im Boden und in der Luft sind die kleinen Plastikpartikel nachzuweisen, und das auf der ganzen Welt, sogar auf dem Mount Everest und in der Arktis genauso wie in der Antarktis.

WIE ENTSTEHT MIKROPLASTIK?

Wenn größere Plastikstücke in immer kleinere zerfallen oder auch zu winzigen, quasi staubförmigen Teilchen zerrieben werden, entsteht Mikroplastik. Dies geschieht nicht nur beim Waschen von Kleidung aus Kunststofffasern. Auch durch die Sonnenbestrahlung wird Plastik brüchig und porös und zerfällt nach und nach. Und haben Sie sich schon einmal Gedanken darüber gemacht, wo das Gummi der abgefahrenen Autoreifen geblieben ist? Auf der Straße entstehen große Mengen an schädlichem Mikroplastik, das wir mit unserer Atemluft (unbemerkt) einatmen. Aber auch wir selbst produzieren bei jedem Schritt Mikroplastik, das sich von unseren Schuhsohlen löst. Nach Berechnungen des Fraunhofer Instituts für Umwelt-, Sicherheits- und Energietechnik in Oberhausen sind das pro Person etwa 100 Gramm im Jahr.

In der Kosmetikindustrie werden Mikroplastikteilchen zum Beispiel als Peeling in Duschgels und als Scheuermittel in Zahnpasta verwendet. Wir finden es aber auch in vielen anderen Kosmetikprodukten wie in Make-up, in Lippenstiften und Mascara, hier wird es in flüssiger Form als Füllstoff oder Bindemittel (Emulgator) zugesetzt. Als Emulgator verbindet es die wässrigen Anteile mit den öligen, so wird die Konsistenz der Produkte verbessert und sie bleiben länger haltbar.

PLASTIK ODER KUNSTSTOFF – EINE BEGRIFFSKLÄRUNG

Das Wort Plastik kommt aus dem Griechischen und bedeutet »formbar«. Es verweist auf die besondere Eigenschaft des Materials, das sich ganz individuell formen lässt.
Als das Material entdeckt wurde, nannte man es in Deutschland aufgrund der Herstellung zunächst einfach »Kunststoff«, schließlich handelt es sich um ein künstlich hergestelltes Material. Das Wort »Plastik« gelangte aus dem Englischen – »plastic« – in den deutschen Sprachraum. Allerdings bevorzugen Fachleute nach wie vor den Begriff Kunststoff, um qualitativ hochwertige Industrieprodukte wie Baumaterialien oder Wohnaccessoires von eher billig produziertem Plastik oder gar Wegwerfartikeln abzugrenzen.
Kunststoffe sind alle aus Rohöl hergestellten Feststoffe. Sie werden auch aus Erdgas, Kohle, Cellulose, Salzen und neuerdings aus nachwachsenden Rohstoffen wie Bambus, Mais und Zuckerrohr hergestellt.

PLASTIK – PRAKTISCH UND PROBLEMATISCH

WELCHEN EINFLUSS HAT MIKROPLASTIK AUF UNSEREN KÖRPER?

Zu Mikroplastik und seiner Wirkung auf unseren Körper gibt es noch wenig Studien. Lange ging man davon aus, dass die kleinen Plastikteilchen, wenn sie vom Menschen aufgenommen werden, nicht durch die Darmwand in den Blutkreislauf gelangen können und somit für den Menschen auch nicht schädlich sind. Aber weit gefehlt! Laut einer Studie von 2019 zur »Aufnahme von Mikroplastik aus der Umwelt beim Menschen« der Universität New Castle, Australien, im Auftrag der Umweltstiftung WWF nehmen wir pro Woche durchschnittlich ganze fünf Gramm Plastik auf. Dies entspricht der Menge einer Kreditkarte! Kann das für unseren Körper ohne Folgen sein?

Im Jahr 2020 wurden in der Fachzeitschrift »Environment International« weitere interessante Studienergebnisse veröffentlicht. Ein Forscherteam des italienischen Krankenhauses Fatebenefratelli in Rom untersuchte die Plazenta von sechs Frauen im Alter zwischen 18 und 40 Jahren unmittelbar nach der Entbindung. Die Wissenschaftler fanden in jeder Plazenta bis zu zwölf verschiedene Mikroplastikteilchen. Ob die Plastikteilchen über die Nabelschnur in den Blutkreislauf der Babys übergehen konnten, ist allerdings nicht bekannt.

Versteckt im Mikroplastik: hormonell wirksame Substanzen

Auch wenn es noch kaum Studien dazu gibt, welche Auswirkungen die winzigen Mikroplastikteilchen auf unsere Gesundheit haben, so ist durchaus bekannt, dass das Plastik hormonell wirksame Substanzen enthält und freisetzt. Diese Substanzen werden Endokrine Disruptoren – abgekürzt ED oder EDC (was für *Endocrine Dis-*

DIE ZEHN GRÖSSTEN MIKROPLASTIK-VERURSACHER

1. Autoreifen
2. Abfallentsorgung
3. Bitumen (Asphalt)
4. Pelletverluste bei der Kunststoffproduktion
5. Sport- und Spielplätze
6. Baustellen
7. Schuhsohlen
8. Kunststoffverpackungen
9. Fahrbahnmarkierungen
10. Textilwäsche

rupting Chemicals steht) – genannt. Sie beeinflussen unser Hormonsystem und bringen es aus der Balance. Die Folgen sind weitreichend, zahlreiche Krankheiten werden heute mit Endokrinen Disruptoren in Zusammenhang gebracht.

Endokrine Disruptoren werden zu den sogenannten Umwelthormonen gezählt, das sind Chemikalien, die wir über die Atemluft, über die Haut und über die Nahrungsmittel in unseren Körper aufnehmen. Besonders im Fokus der Forscher: das Bisphenol A, eine der meistproduzierten Chemikalien weltweit.

Lange wurde den Forschungsergebnissen und Warnungen von Wissenschaftlern wenig Aufmerksamkeit geschenkt. Aber die steigende Anzahl besorgniserregender Studienergebnisse führt dazu, dass immer mehr Verbote für die Verwendung von Bisphenol A ausgesprochen oder zumindest diskutiert werden.

MIKROPLASTIK – KURZ ERKLÄRT

Unter Mikroplastik versteht man Plastikteilchen, die im Durchmesser bis zu fünf Millimeter groß, fest und nicht wasserlöslich sind. Man unterscheidet drei Typen: primäres Mikroplastik Typ A, primäres Mikroplastik Typ B und sekundäres Mikroplastik.

Primäres Mikroplastik
Primäres Mikroplastik dient als Ausgangsstoff für die unterschiedlichsten Kunststoffprodukte. Es wird in Form von Kunststoffpellets, aber auch als Granulat oder Pulver hergestellt, um dann weiterverarbeitet zu werden. Die winzigen Plastikteilchen werden beispielsweise Kosmetika oder Reinigungsmitteln zugesetzt. Man bezeichnet diese Form des Mikroplastik als primäres Mikroplastik Typ A. Davon unterscheidet man das primäre Mikroplastik Typ B, das erst durch die Nutzung von Kunststoffgegenständen entsteht. Hierzu zählen beispielsweise kleinste Plastikpartikel, die durch den Abrieb von Autoreifen (besonders beim Bremsen und Anfahren) oder beim Waschen von Kleidungsstücken aus Kunststofffasern wie Polyester und Polyamid entstehen.

Sekundäres Mikroplastik
Sekundäres Mikroplastik entsteht, wenn größere Kunststoffprodukte (Makroplastik) durch Umwelteinflüsse wie Witterung und Sonnenlicht langsam in immer kleinere Bestandteile zersetzt werden. Hierzu gehören etwa Fischernetze in unseren Meeren, aber auch Gegenstände aus Plastik, die unachtsam weggeworfen werden. Diese landen in der Natur, wo sie nach und nach zersetzt oder vom Regen über die Flüsse bis ins Meer gespült werden.

WIE GELANGT MIKROPLASTIK IN UNSEREN KÖRPER?

Forscher sind sich einig, dass wir Mikroplastik beziehungsweise die darin enthaltenen Endokrinen Disruptoren über unseren Darm, über unsere Lungen und durch direkten Hautkontakt in den Körper aufnehmen.

Aufnahme über die Nahrungsmittel

Wir können uns alle vorstellen, dass Mikroplastik durch Fische, Garnelen und Muscheln, die kleinste Plastikpartikel mit ihrer Nahrung aufgenommen haben, auf unserem Teller landet und so über das Essen in unseren Organismus gelangt. Aber dies ist nur eine Möglichkeit. Plastikteilchen und chemische Stoffe können auch aus Plastikverpackungen in Lebensmittel übergehen. Fast immer sind unsere Lebensmittel in Plastik verpackt und werden zum Teil längere Zeit über weite Strecken darin transportiert, bis sie an ihrem Ziel ankommen und im Supermarktregal liegen. Landen die Lebensmittel schließlich mitsamt Mikroplastik in unserem Magen, werden sie mithilfe der Magensäure zu einem Nahrungsbrei zersetzt. Dieser gelangt dann in den Dünndarm, von wo aus wir Nährstoffe wie Mineralstoffe und Vitamine aufnehmen. Aufgrund ihrer geringen Größe passieren auch Mikroplastikpartikel die Darmwand und gelangen so in unseren Blutkreislauf.

Aufnahme über die Atemluft

Ein anderer Weg, wie wir Mikroplastik in unseren Körper aufnehmen, ist über die Atemluft. In der Luft befinden sich kleinste Plastikteilchen, die beim Einatmen in unseren Lungen landen. Nicht nur in den Städten an viel befahrenen Straßen oder in Industriegebieten – sogar in Gegenden, die weit von Industriestandorten entfernt sind, konnte feinster Mikroplastikstaub nachgewiesen werden, denn der Wind transportiert den feinen Plastikstaub über weite Strecken, oft kommen die winzigen Teilchen mit dem Regen wieder zur Erde zurück, weit entfernt von ihren ursprünglichen Entstehungsorten.

Aufnahme über die Haut

Natürlich gelangen die festen Mikroplastikteilchen nicht direkt durch die Haut in den Körper. Dennoch enthalten zahlreiche Haarshampoos, Kosmetika und insbesondere Peelings Mikroplastikpartikel – häufig versteckt hinter englischen Bezeichnungen –, die beim Duschen, Peelen und Cremen schädliche hormonwirksame Substanzen freisetzen können. Dieses oft gelförmige Mikroplastik wird unter der Dusche also direkt in die Haut einmassiert. Nach dem Duschen nehmen wir den (Plastik-)Föhn oder Rasierapparat in die Hand, ziehen leichte, bequeme, kaum spürbare Unterwäsche aus Kunststofffasern an und sind so den ganzen Tag im direkten Hautkontakt mit diesen schädlichen Substanzen. Für die Elastizität und Reißfestigkeit der Kleidung werden chemische Zusätze verwendet, die sich durch Bewegung und Wärme wieder herauslösen können. Je länger und intensiver der Hautkontakt mit der Bekleidung (besonders bei eng anliegender), desto größer ist die Wahrscheinlichkeit, dass wir diese Substanzen über die Haut aufnehmen.

Gleich welcher Tätigkeit wir tagsüber nachgehen, überall sind wir in Kontakt mit Kunststoffgegenständen, in denen sich hormonwirksame Substanzen befinden und durch die Benutzung in unsere Haut eindringen können. Und von bei vielen Produkten vermuten wir wahrscheinlich nicht einmal, dass sie solche Substanzen enthalten könnten.

Mikroplastik – die unterschätzte Gefahr

WIE MIKROPLASTIK IN UNSEREN KÖRPER GELANGT

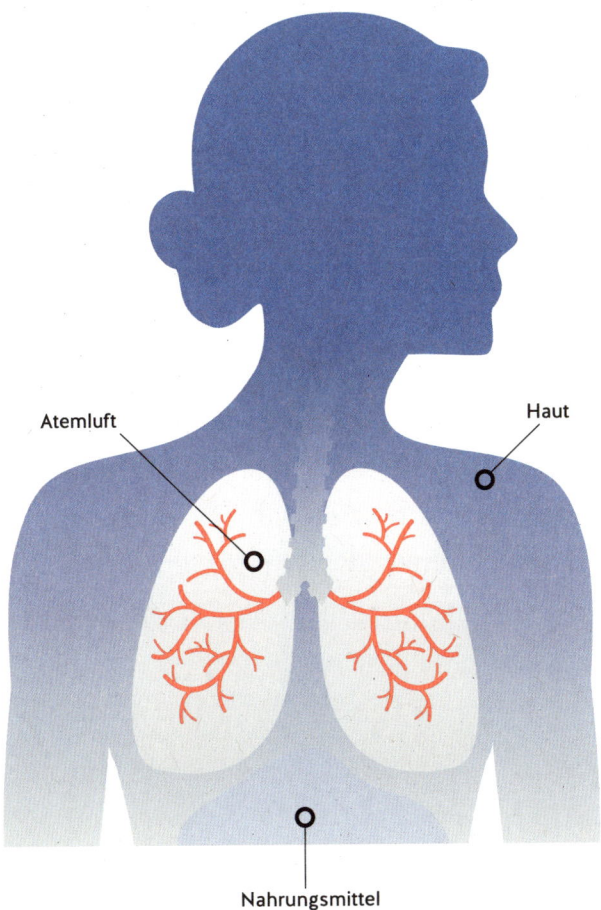

Über drei Eintrittspforten gelangen Mikroplastikpartikel und die darin enthaltenen Endokrinen Disruptoren in unseren Körper: mit der Nahrung, über die Atemluft und durch die Haut.

Umwelthormone – die unsichtbare Gefahr

Was das Mikroplastik so gefährlich macht, sind die hormonähnlich wirkenden chemischen Stoffe, die aus dem Plastik freigesetzt werden. Ohne es zu ahnen oder gar zu bemerken, kommen wir alle täglich mehr oder weniger intensiv mit ihnen in Berührung.

GEFÄHRLICHE STÖRENFRIEDE: ENDOKRINE DISRUPTOREN

Umwelthormone sind synthetisch, also künstlich hergestellte Chemikalien. Sie heißen so, weil sie in unserer Umwelt anzutreffen sind. Gelangen sie in unseren Körper, verhalten sie sich wie Hormone, allerdings mit großem Störpotenzial. Sie bringen unser empfindliches Hormonsystem aus dem Gleichgewicht und können unterschiedliche Beschwerden und Symptome hervorrufen. Je mehr Plastik wir verwenden, je mehr plastikverpackte Lebensmittel wir essen und Umwelthormone aus anderen Quellen zu uns nehmen, desto wahrscheinlicher ist eine Belastung unseres Körpers durch Endokrine Disruptoren. Diese Belastung kann lange unbemerkt vorliegen und sich erst nach vielen Jahren mit Symptomen oder manifestierten Krankheiten bemerkbar machen. Erste Anzeichen äußern sich meist nur durch leichte Befindlichkeitsstörungen und werden selten mit einer Belastung durch Umwelthormone in Zusammenhang gebracht.

Östrogendominanz

Endokrine Disruptoren haben eine östrogenartige Wirkung und können schon in geringen Mengen einen deutlichen Einfluss auf unser sensibles Hormonsystem ausüben. Die Umwelthormone stehen im Verdacht, die körperliche Entwicklung zu stören oder die

ENDOKRINE DISRUPTOREN – KURZ ERKLÄRT

Das Wort »endokrin« kommt aus dem Griechischen, genauer: Es ist eine Zusammensetzung aus den Wörtern **endo** = »innen« und **krinein** = »ausscheiden«. Es bedeutet also so viel wie »nach innen ausscheiden«. Dies ist die Bezeichnung für die Sekretionsweise von Hormondrüsen, sie geben ihre Hormone direkt ins Blut ab. »Disruptor« ist abgeleitet von dem lateinischen Wort **disrumpere** = »stören«, denn ein Disruptor ist ein Störenfried. Endokrine Disruptoren nehmen wie körpereigene Hormone Einfluss auf die Abläufe in unserem Körper – allerdings in schädigender Art und Weise.

Ursache für hormonell bedingte Krankheiten zu sein. So werden zahlreiche Krankheiten mit Endokrinen Disruptoren in Zusammenhang gebracht, etwa Fortpflanzungsstörungen beziehungsweise Unfruchtbarkeit bei Männern und Frauen, Krebserkrankungen wie Brust- oder Prostatakrebs, Schilddrüsenerkrankungen, Diabetes Typ 2, Asthma oder auch ADHS bei Kindern.

Umwelthormone besetzen die Östrogenrezeptoren im Körper, behindern den Abbau von Hormonen und beeinflussen die Hormonproduktion der Hormondrüsen negativ. Durch ihre östrogenartige Wirkung im Körper kommt es zu einer Erhöhung des Östrogenspiegels, das bedeutet: Wir haben zu viel des Hormons Östrogen im Körper. Dies wird auch als Östrogendominanz bezeichnet und kann Auswirkungen auf unser gesamtes Hormonsystem, insbesondere die Sexualhormone, haben.

Eine »globale Bedrohung« mit unbekannten Folgen

Noch gibt es nur wenige Studien, vor allem keine Langzeitstudien zur Wirkung der Endokrinen Disruptoren, aber bereits im Jahr 2012 veröffentlichte die Weltgesundheitsorganisation (WHO) einen Bericht (»State of the Science of Endocrine Disrupting Chemicals – 2012«), in dem sie die Endokrinen Disruptoren als »global threat« – als »globale Bedrohung« – einstuft. Etwa 800 Chemikalien gelten laut WHO als potenziell hormonwirksame Substanzen. Als besonders schädlich wird die Belastung für Schwangere, Kleinkinder und Jugendliche in der Pubertät eingeschätzt, da in diesen Lebensphasen die Hormone besonders aktiv sind. Zu Beginn einer Schwangerschaft kann es zu Störungen der gesunden Entwicklung des Ungeborenen kommen. Auch stehen die Endokrinen Disruptoren im Verdacht, die Einnistung der befruchteten Eizelle in die Gebärmutter zu behindern und so das Risiko einer Fehl- oder Frühgeburt zu erhöhen. Noch nicht ausreichend erforscht ist, welche Beschwerden und Krankheiten, die erst im Erwachsenenalter auftreten, möglicherweise auf eine Belastung mit Endokrinen Disruptoren im Kindesalter zurückzuführen sind.

VERWEIBLICHUNG IM TIERREICH

Biologen und Meeresbiologen schlagen schon lange Alarm. Sie sammelten Erkenntnisse über die »Verweiblichung« von Meerestieren, Fischen und Amphibien. Unter anderem beobachteten sie eine verzögerte Spermienbildung und ein reduziertes Hodenwachstum bei männlichen Tieren.
Ein Beispiel ist der vom Aussterben bedrohte Seehund. Bei zahlreichen Seehunden wurde eine besonders hohe Konzentration des hormonell wirksamen Pestizids DDT sowie des Weichmachers PCB im Fettgewebe nachgewiesen. Endokrine Disruptoren sind fettlöslich und werden deshalb bevorzugt im Fettgewebe eingelagert. Diese Belastung führt zu Veränderungen im Organismus der Tiere, man spricht bei den Seehunden von einem Krankheitskomplex bestehend aus einer Immunschwäche, Missbildungen und einer reduzierten Fortpflanzungsfähigkeit. Aufgrund ihres geschwächten Immunsystems kam es in den Jahren 1988 und 2002 zu zwei Virusausbrüchen und einem Massensterben von Seehunden. Bis heute hat sich der Bestand der Seehunde nicht wieder vollständig erholt. Außerdem werden immer wieder Seehunde gefunden, die an Hautpilzerkrankungen leiden oder Gebärmuttertumoren aufweisen.

PLASTIK – PRAKTISCH UND PROBLEMATISCH

UNSER TÄGLICHER »HORMON-COCKTAIL«

Endokrine Disruptoren kreuzen in den unterschiedlichsten Bereichen des täglichen Lebens unseren Weg. Zwar ist davon auszugehen, dass die Verwendung einzelner Ge- und Verbrauchsartikel vermutlich nur eine geringe Belastung darstellt, aber in der Summe ist es in der täglichen Aufnahme sicher zu viel. Werden an 365 Tagen im Jahr auch nur kleinste Dosen an Giftstoffen aufgenommen, so potenzieren sich diese im Laufe der Zeit unweigerlich zu einem ungesunden »Hormon-Cocktail«.

Pflegeprodukte und Kosmetika

»Guten Morgen, Mikroplastik!« Nach dem Aufstehen starten wir mit unserer Morgenroutine in den Tag. Schon beim Zähneputzen mit konventioneller Zahnpasta servieren wir unserem Körper die erste Portion hormonwirksamer Substanzen. Aus der Zahnpasta gelangen die kleinen Schleifpartikel – also Mikroplastik – über die Schleimhaut direkt in die Blutbahn. Und wenn kleine Kinder die Zahncreme verschlucken, dann haben sie schon eine Extraportion Mikroplastik im Körper. Weiter geht es mit Seife, Duschgel und Haarshampoo. Damit wir gut gestylt sind, kommen noch Haarschaum, Gel oder ein Bartpflegeprodukt zum Einsatz und für unser gutes Aussehen benutzen wir Cremes und Lotionen. Wer mag, trägt noch sein Make-up auf, benutzt Mascara für einen schönen Wimpernaufschlag und rundet sein Werk mit Kajal, Lidschatten und Lippenstift ab. Viele Tagescremes und Kosmetikprodukte enthalten übrigens auch einen hormonwirksamen UV-Filter.

Kleidung und andere Textilien

Werfen wir einen Blick in den Kleiderschrank: Hier entdecken wir viele Kleidungsstücke aus oder mit Kunstfasern, egal ob es sich um

KORALLENRIFFE IN GEFAHR

Der Pazifikstaat Palau, nördlich von Indonesien gelegen, hat als erstes Land der Welt die Verwendung von Sonnencremes mit hormonell wirksamen Chemikalien verboten. Das Gesetz zum Schutz der berühmten Korallenriffe trat am 1. Januar 2020 in Kraft. Es verbietet Sonnencremes mit den Chemikalien Oxybenzon und Octinoxat, die als UV-Filter eingesetzt werden. Hawaii zog 2021 als erster US-Bundesstaat nach. Wissenschaftler gehen davon aus, dass jährlich etwa 14 000 Tonnen dieser Endokrinen Disruptoren ins Wasser gelangen. Sie werden von den Korallen aufgenommen – wie auch von Fischen und anderen Meerestieren – und schädigen, so die Vermutung der Forscher, deren Erbgut. Dadurch verlieren die durch die Erwärmung der Ozeane ohnehin stark in Mitleidenschaft gezogenen Korallenriffe ihre leuchtenden Farben, bleichen aus und sterben ab.

Sport-, Business- oder Alltagskleidung handelt. Und selbst auf dem T-Shirt aus Baumwolle finden wir bunte Aufdrucke, die das hormonwirksame Bisphenol A enthalten, damit die Bildchen lange schön aussehen und keine Risse bekommen.

Beim Hausputz verwenden wir Mikrofasertücher, die wir waschen und wiederverwenden, um nachhaltig zu sein. Nach einem anstrengenden Arbeitstag wickeln wir uns abends auf dem Sofa in die weiche Kuscheldecke aus Mikrofasern – Endokrine Disruptoren sind im Haus an vielen Stellen zu finden. Sogar unsere Vierbeiner dürfen sich in weiche Körbchen aus Kunstfasern kuscheln.

PLASTIK – PRAKTISCH UND PROBLEMATISCH

Kinderspielzeug

Für Babys und Kleinkinder gibt es ein Riesenangebot an Greif- und Lernspielzeug. Daraus wählen wir gern Produkte aus weichem Kunststoff, damit sich unsere Kleinsten nicht verletzen. Das Angebot an Kinderspielzeug aus Plastik ist für alle Altersgruppen groß, und je weicher und elastischer das Material oder je unangenehmer der Geruch – der Geruch ist ein Hinweis auf das Ausdünsten von Phthalaten –, desto mehr der schädlichen Substanzen sind möglicherweise enthalten.

Aufgrund der immer genaueren Erkenntnisse über die schädliche Wirkung der Endokrinen Disruptoren auf unseren Körper wurde im Jahr 2007 in der Europäischen Union ein Gesetz verabschiedet, das die Verwendung von Phthalaten in Kinderspielzeug für Kinder unter drei Jahren verbietet. Allerdings wurden im Jahr 2018 vom Chemischen und Veterinäruntersuchungsamt Stuttgart (CVUA) in aufblasbaren Plastikbällen, Schwimmhilfen für Babys und Kleinkinder und Spielzeug aus Kinderzeitschriften Phthalate nachgewiesen. Vor allem in Plastikspielzeug aus China wurden hohe Belastungen gefunden (Untersuchung durch das Europäische Umweltbüro im Jahr 2019).

Lebensmittelverpackungen

Waren Sie heute schon im Supermarkt? Hier zeigt sich der Plastikwahn besonders deutlich. Wir finden neben diversen Obstsorten in Plastikverpackungen die in Plastik eingeschweißte Paprika und in elastische Folie eingewickelten Brokkoli oder Salat. Auch Wurst und Käse warten rundum plastikverpackt in der Kühltheke. Und wenn wir mal keine Zeit zum Kochen haben oder das gewünschte Obst nicht frisch zur Verfügung steht, greifen wir, ohne groß nachzudenken, zur Konservendose. Ob Sahne, Joghurt oder Pudding –

alles ist sicher in Plastik verpackt und überall lauern die schädlichen Substanzen, insbesondere Bisphenol A und Phthalate.

Plastikflaschen und Tetra Paks

Kennen Sie das Phänomen, dass Plastikgefäße nach einigen Waschgängen im Geschirrspüler trüb werden? Dies geschieht, wenn das darin enthaltene Bisphenol A freigesetzt wird. Das Hinübergehen der schädlichen Substanzen aus Plastikflaschen und Tetra Paks in Flüssigkeiten ist besonders stark, denn Flüssigkeiten sind ein idealer Trägerstoff für Schadstoffe. Verstärkt wird dieser Prozess durch Wärmeeinwirkung, wenn Plastikgefäße erhitzt werden, in der Sonne liegen oder für heiße Flüssigkeiten verwendet werden. Beispiel: Das Erhitzen von Wasser in Wasserkochern aus Plastik verstärkt das Herauslösen der schädlichen Substanzen, beim Kochen sogar um 55 Prozent.

Zum Schutz von Babys sind seit Juni 2011 Herstellung und Verkauf von Babyfläschchen aus Polycarbonat (Polymer von Bisphenol A) in der Europäischen Union verboten. Heute bestehen Babyfläschchen aus dem hitzebeständigeren Kunststoff Polypropylen (PP).

Elektrogeräte und Elektronik

Wir alle sind mehrfach am Tag an unseren Smartphones, zu deren Schutz kaufen wir hübsche Hüllen, die häufig aus flexiblem Material bestehen (Achtung, Weichmacher!). Viele von uns, besonders die jüngere Generation, haben ständig Kopfhörer im Ohr. Wir besitzen alle einen Fernseher, ein Tablet oder einen PC. In all diesen Geräten steckt Plastik und damit hormonwirksame Substanzen, die durch den ständigen Hautkontakt vom Körper aufgenommen werden können. Egal ob Kaffeemaschine, Staubsauger, Waschmaschine oder die Spielekonsole – die Liste ließe sich unendlich verlängern.

PLASTIK – PRAKTISCH UND PROBLEMATISCH

Möbel und Einrichtungsgegenstände

Haben Sie Möbel aus Spanplatten mit Furnier und damit bevorzugt das Kinderzimmer eingerichtet? Oder vielleicht Holzmöbel mit Lasuren? Dann sind das mögliche Quellen für Parabene. Werfen wir vom Kinderzimmer einen Blick in die Küche: Unsere Kücheneinrichtungen bestehen alle aus Kunststoff, ebenso die meisten Badezimmerschränke und -regale, weil sie feuchtigkeitsbeständig und leicht zu reinigen sind. Unseren Bodenbelägen werden Weichmacher zugesetzt, damit sie lange elastisch bleiben. Teppiche und Teppichböden bestehen ohnehin überwiegend aus Kunstfasern. Und unsere Wände tapezieren wir gern mit Vinyltapeten, die es in unterschiedlichsten Strukturen gibt. Durch den Zusatz von Phthalaten und Bisphenol A sind sie besonders strapazierfähig und lassen sich viel leichter verarbeiten als Papiertapeten.

Pestizide

In Deutschland gibt es etwa 10,7 Millionen Hunde und 15,7 Millionen Katzen (Stand: 2020). Zum Schutz vor Zecken und Flöhen weden sie regelmäßig mit Fipronil-haltigen Präparaten behandelt. Das Mittel wurde ursprünglich für den Pflanzenschutz entwickelt, erst später kam es in Tierarzneimitteln zum Einsatz. Es steht im Verdacht, krebserregend zu sein.

Ein noch stärker verbreitetes Pestizid, dem eine krebserregende Wirkung nachgesagt wird, ist Glyphosat. Es ist das meistverkaufte Unkrautvernichtungsmittel der Welt, genauer: dessen Hauptwirkstoff. Bekannt ist es unter dem Namen »Roundup« der Firma Bayer-Monsanto. Unserem Obst und Gemüse können wir beim Einkaufen nicht ansehen, ob es das hormonwirksame Glyphosat enthält. Da Glyphosat überall auf der Welt eingesetzt wird und bisher noch nirgends endgültig verboten wurde, müssen wir bei je-

Umwelthormone – die unsichtbare Gefahr

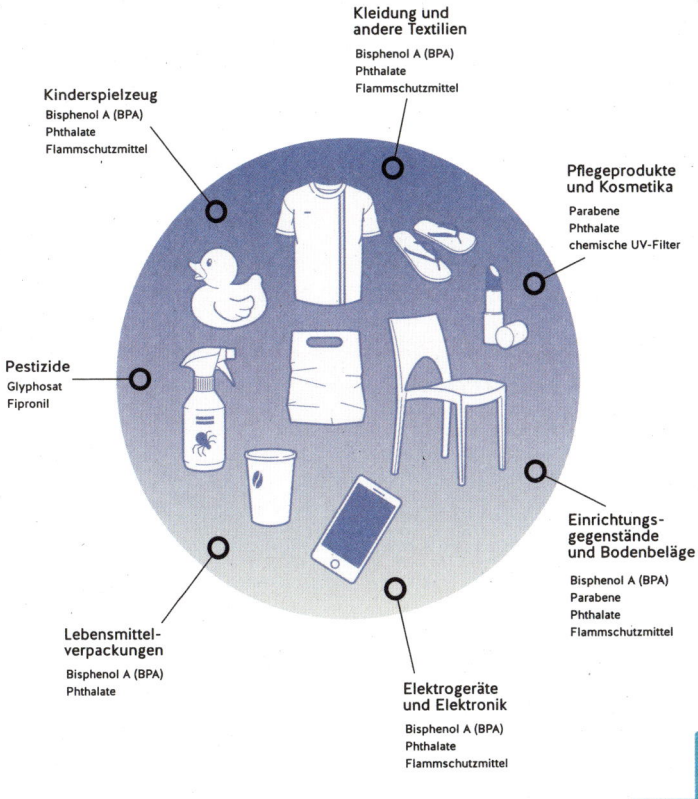

ENDOKRINE DISRUPTOREN – WO SIE ZU FINDEN SIND

Kinderspielzeug
Bisphenol A (BPA)
Phthalate
Flammschutzmittel

Kleidung und andere Textilien
Bisphenol A (BPA)
Phthalate
Flammschutzmittel

Pflegeprodukte und Kosmetika
Parabene
Phthalate
chemische UV-Filter

Pestizide
Glyphosat
Fipronil

Einrichtungsgegenstände und Bodenbeläge
Bisphenol A (BPA)
Parabene
Phthalate
Flammschutzmittel

Lebensmittelverpackungen
Bisphenol A (BPA)
Phthalate

Elektrogeräte und Elektronik
Bisphenol A (BPA)
Phthalate
Flammschutzmittel

dem Kauf damit rechnen, Glyphosat im Einkaufswagen zu haben – es sei denn, wir kaufen Produkte aus Bio-Anbau. Gyphosat steht nicht nur im Verdacht, Krebs auszulösen, sondern wird auch verdächtigt, Ursache für Fehlgeburten zu sein, einen Einfluss auf unseren Hirnstoffwechsel zu nehmen und mitverantwortlich für die Alzheimer-Krankheit zu sein.

UMWELTHORMONE IM ÜBERBLICK

Die WHO hat für 300 Substanzen aus unserer Umwelt die hormonelle Wirksamkeit nachgewiesen und sie als gesundheitsschädlich eingestuft. Mit den folgenden Endokrinen Disruptoren kommen wir im Alltag immer wieder in Berührung.

Bisphenol A

In den 1930er-Jahren wurde nach einem synthetischen Östrogen zur Empfängnisverhütung geforscht. Denn zu dieser Zeit wurde das Östrogen noch aufwendig und teuer aus dem Urin trächtiger Stuten gewonnen. Die britischen Biochemiker Charles Dodd und Wilfrid Lawson suchten nach einem medizinisch wirksamen chemischen Stoff, der dem weiblichen Östrogen entsprach. Sie fanden das Bisphenol A (BPA). Aufgrund seiner relativ schwachen östrogenen Wirkung – im Gegensatz zu anderen Substanzen, die die beiden Wissenschaftler entdeckten – wurde es für die medizinische Verwendung als Antibabypille uninteressant und machte stattdessen Karriere als Industriechemikalie.

Das Forschungsteam der Case Western University unter der Leitung von Dr. Patricia Hunt entdeckte Bisphenol A als Ausgangsstoff für die Herstellung verschiedener Kunststoffe. Durch Polymerisation – hierbei werden die einzelnen Moleküle eines Stoffes aufgelöst und neu zusammengesetzt – entstehen Polycarbonat, Polyester und Epoxidharz. Und auch das Flammschutzmittel Tetrabrombisphenol A (TBBPA), das vor allem für Gehäuse von Elektrogeräten verwendet wird, ist ein Abkömmling von Bisphenol A. Eine weitere Verwendung findet es als Zusatz für andere Kunststoffe, um diese stabiler oder elastischer zu machen. Heute ist das Bisphenol A aus der Kunststoffindustrie nicht mehr wegzudenken und in vielen Alltagsgegenständen wie Dosen, Haushalts- und

Elektrogeräten sowie in Verpackungsmaterialien zu finden. Bisphenol A ist der mit 3,8 Millionen Tonnen jährlich weltweit meistproduzierte chemische Stoff – mit steigender Tendenz.

Wie es wirkt: Bisphenol A macht Kunststoff stabiler, flexibler, reiß- und bruchfester.

Worin es enthalten ist: Es ist zu finden in Trinkflaschen, Wasserkochern, Mikrowellengeschirr, Mixbechern von Standmixern, Sichtfenstern von Kaffeemaschinen, in Plastikverpackungen, Plastikgeschirr und -behältern, in der Innenbeschichtung von Konservendosen und Tetra Paks, in den unterschiedlichsten Verpackungsmaterialien, Spielzeug, Aufdrucken von T-Shirts, Klebstoffen, CDs und DVDs, in Bodenbelägen, Kabeln und Rohren. Als Ausgangsstoff polymerer Kunststoffe finden wir es in vor allem in Plastik aus Polycarbonat.

Welche gesundheitlichen Schäden es anrichten kann: Laut Reproduktionsmedizinern beeinträchtigt Bisphenol A die Spermienqualität, es macht Spermien unbeweglich, verringert die Libido und die Potenz. Auch bei Mädchen und Frauen nimmt es Einfluss

BISPHENOL A IN KASSENZETTELN

Ständig sind sie in unserer Hand, aber doch (oft) unerkannt: die Endokrinen Disruptoren. Wussten Sie, dass Bisphenol A bis vor Kurzem auch in Kassenzetteln steckte? Bei jedem Einkauf kamen Sie also mit potenziell krebserregenden Stoffen in Kontakt. Aber dem wurde nun ein Riegel vorgeschoben: Seit 2020 ist die Verwendung von Bisphenol A in Kassenzetteln aus Thermopapier verboten.

auf die Funktion der Geschlechtsorgane. Mädchen kommen verfrüht in die Pubertät, bei Frauen aktiviert es den Aufbau der Gebärmutterschleimhaut und fördert die Zystenbildung an den Eierstöcken. Auch das Risiko, an chronischen Darmentzündungen, an Adipositas und Diabetes Typ 2 sowie an Brust- und Prostatakrebs zu erkranken, erhöht sich.

Phthalate

Phthalate sind Weichmacher, Dimethylphthalat (DMP) und Diethylphthalat (DEP) finden wir vor allem in Körperpflegeprodukten, Diethylhexylphthalat (DEHP) und Diisononylphthalat (DINP) vor allem in PVC und Lebensmittelverpackungen. Und Dibutylphthalat (DBP) wird in der Pharmaindustrie benutzt, um Medikamenten-Kapseln flexibler zu machen und die Haltbarkeit zu verlängern. Das Problem bei Phthalaten ist, dass sie nicht fest gebunden sind, sondern ausdünsten und leicht in Flüssigkeiten übergehen können. Sie gehören zu den schwer flüchtigen organischen Verbindungen, deshalb gasen sie über einen langen Zeitraum konstant aus. Da sie außerdem die Neigung haben, sich schnell wieder an andere Materialien zu binden, finden wir sie im Haushalt zum Beispiel im Hausstaub. Wir nehmen sie dann direkt über unsere Atemluft in unseren Körper auf. Beim Duschen und durch das Auswaschen von Putzutensilien gelangen Phthalat-Moleküle über das Abwasser in die Kläranlagen. Der Klärschlamm wird dann als Dünger auf die Felder gebracht. Und im Freien lösen sich die Phthalate durch den Einfluss von Regen und Sonne und gelangen so in unseren Nahrungskreislauf und unser Grundwasser. **Wie sie wirken:** Die Weichmacher verhindern das Poröswerden von Kunststoffen. Sie werden insbesondere von fetthaltigen Substanzen und Lebensmitteln wie Wurst und Käse aufgenommen.

ASTHMA DURCH PHTHALATE?

Ein Team von Umweltimmunologen des Helmholtz-Zentrum für Umweltforschung in Leipzig untersuchte zwischen Mai 2006 und Dezember 2008 den Zusammenhang zwischen einem intra-uterinen Kontakt mit Phthalaten und einer späteren Asthma-Erkrankung bei Kindern. Sie untersuchten den Morgenurin von 540 werdenden Müttern in der 34. Schwangerschaftswoche auf Abbauprodukte von Phthalaten. Bis zum Abschluss der Studie nahmen bis zum sechsten Lebensjahr noch 371 Kinder teil. Nur Kinder, deren Mütter eine erhöhte BBP-(Butylbenzylphthalat-)Urinkonzentration aufwiesen, erkrankten bis zum sechsten Lebensjahr an Asthma.

Worin sie enthalten sind: Phthalate stecken in Kosmetikprodukten, in elastischen Verpackungsfolien, in Vinyltapeten, in Duschvorhängen, Polstermöbeln aus Kunstleder, in Farben, Lacken, Dichtstoffen, Medizinprodukten und Arzneimittelkapseln.
Welche gesundheitlichen Schäden sie anrichten können: Phthalate wurden vom Bundesamt für Risikobewertung (BfR) als fortpflanzungsgefährdend eingestuft, da sie die Spermienproduktion behindern und zur Fehlfunktion der Eierstöcke führen.

Parabene

Parabene sind Konservierungsstoffe, sie werden vor allem in Kosmetika verwendet, so nehmen wir sie direkt über die Haut auf. Sie sollen verhindern, dass die Kosmetikprodukte von Keimen befallen werden. Aus dem gleichen Grund werden sie auch Arzneimitteln zugesetzt. Laut dem Bundesinstitut für Risikobewertung haben Parabene einen schwach uterotrophen Effekt, das heißt, sie haben eine schwache östrogene Wirkung auf die Gebärmutter. Dadurch aktivieren sie den Aufbau der Gebärmutterschleimhaut. Die Europäische Arzneimittel-Agentur (EMA) sieht für Parabene in Arzneimitteln kein Gesundheitsrisiko – allerdings mit einer Ausnahme: nämlich bei Kindern unter zwei Jahren.

Wie sie wirken: Parabene schützen Pflegeprodukte, Kosmetika und Medikamente vor Bakterien und Pilzbefall.

Worin sie enthalten sind: Wir finden sie in Shampoos, Seifen, Lotionen und Cremes ebenso wie in Lippenstiften, Deodorants, Haarwachsen, in Arzneimitteln und Sonnenschutzcremes.

Welche gesundheitlichen Schäden sie anrichten können: Durch Parabene wird die Testosteronproduktion gesenkt und die Quantität und Qualität der Spermien verringert. Sie docken an die Östrogenrezeptoren der Gebärmutterschleimhaut an, was zu verstärkten Monatsblutungen führen kann und das Risiko für Unterleibserkrankungen wie Myome und Endometriose erhöht.

Flammschutzmittel

Flammschutzmittel sind ein wichtiger Bestandteil unseres Lebens, sie schützen uns davor, dass bei Unachtsamkeit im Umgang mit Feuer unsere Kleidung sofort lichterloh in Flammen aufgeht oder bei einem technischen Defekt eines Gerätes gleich das ganze Haus abbrennt. Die Verwendung zum Schutz und die Abwägung zu den gesundheitlichen Risiken der hormonwirksamen Flammschutzmittel wird in der Europäischen Union immer wieder diskutiert und untersucht. Das Flammschutzmittel TBBPA (Tetrabrombisphenol A) ist ein Abkömmling des Bisphenol A und kann das BPA wieder freisetzen, es steckt vor allem in Kunststoffen aus Polycarbonat.

Wie sie wirken: Sie verhindern oder verlangsamen das Entzünden oder Ausbreiten einer offenen Flamme und machen Kleidungsstücke schwerer entzündbar.
Worin sie enthalten sind: Sie sind in allen elektrischen Geräten, aber auch in Bodenbelägen, Tapeten und Textilien, Einrichtungsgegenständen und Polstermöbeln, Schuhen und Kleidungsstücken enthalten, ebenso in Kinderspielzeug, Plüschtieren und Puppen.
Welche gesundheitlichen Schäden sie anrichten können: Flammschutzmittel wurden im Hausstaub nachgewiesen und wir atmen sie über die Luft ein. Die Datenlage, wie hoch die Belastung und die Gesundheitsrisiken tatsächlich sind, ist noch sehr mager, um eine endgültige Beurteilung treffen zu können. Sie stehen im Verdacht, erbgutschädigend zu sein.

Chemische UV-Filter

Die Empfehlung der Hautärzte lautet: im Sommer gut eincremen, um sich vor Sonnenbrand zu schützen. Allerdings enthalten Sonnencremes UV-Filter – häufig chemische und oft sogar mehrere in Kombination –, die über die Haut (unser größtes Organ!) direkt in die Blutbahn gelangen. Zwar schützen uns die UV-Filter vor schädlichen ultravioletten Sonnenstrahlen, sodass wir längere Zeit in der Sonne verbringen können, allerdings nehmen wir mit jedem Eincremen hormonwirksame Substanzen auf.
Wie sie wirken: Die chemischen UV-Filter dringen in die Haut ein und nehmen die schädlichen UV-Strahlen auf, wandeln sie in Wärme um oder reflektieren sie.
Worin sie enthalten sind: UV-Filter werden Cremes, Lotionen, Make-up und anderen Kosmetikprodukten mit UV-Schutz, aber auch Shampoos, Haarfärbemitteln und Nagellacken zugesetzt. Mindestens eine, zum Teil sogar mehrere der hormonwirksamen

Substanzen sind in 90 Prozent aller handelsüblichen Sonnencremes zu finden. Wir erkennen sie unter den Bezeichnungen Octinoxat, Octocrilen, Benzophenon und Enzacamen.

Welche gesundheitlichen Schäden sie anrichten können: Sie können allergische Hautreaktionen hervorrufen und stören Stoffwechselprozesse im Hormonsystem. Außerdem verringern sie sowohl die Spermienanzahl als auch die -aktivität und verhindern den »letzten Schub«, den die Spermien benötigen, um zur Befruchtung in die Eizelle einzudringen, indem sie die Progesteronrezeptoren für die Spermien an der Eizelle blockieren.

Des Weiteren können sie zu Lageanomalien des Hodens oder zu Harnröhrenfehlbildungen führen und gelten als Präkanzerose der Geschlechtsorgane. Ferner wirken sie aktivierend auf den Aufbau der Gebärmutterschleimhaut. Es wird vermehrt Schleimhaut aufgebaut, dadurch kommt es zu stärkeren Menstruationsblutungen und heftigeren Beschwerden bei Endometriose.

Herbizide und Insektizide

Die erste, die als »hormonell wirksame Chemikalie« identifiziert wurde, war das Insektizid DDT (Dichlordiphenyltrichlorethan). Nach einem Chemieunfall eines DDT-Herstellers in Florida gelangten größere Mengen von DDT in den Lake Apopka. Daraufhin ging der Bestand von Mississippi-Alligatoren um 90 Prozent zurück, kleinere Penisse und missgebildete Hoden machten die Fortpflanzung nahezu unmöglich. Seit den 1970er-Jahren ist DDT in den meisten westlichen Industrieländern verboten.

Heutzutage werden in Europa über 40 verschiedene Pestizide mit dem Hinweis auf eine hormonelle Wirkung versehen. Dazu zählen das vieldiskutierte Glyphosat sowie Fipronil (siehe Seite 35). In Bio-Produkten sind diese Chemikalien nicht erlaubt.

Glyphosat

Wie es wirkt: Glyphosat ist ein Unkrautvernichtungsmittel, es tötet alle Pflanzen, die nicht genetisch so verändert wurden, dass sie resistent gegen das Gift sind. Der Einsatz von Glyphosat ist sehr umstritten. Die Verwendung des Herbizids ist laut dem Bundesamt für Risikobewertung vorläufig bis zum 15. Dezember 2022 erlaubt.

Worin es enthalten ist: Über den Einsatz auf den Feldern gelangt Glyphosat auch in unsere Lebensmittel. Hohe Konzentrationen an Glyphosat wurden in Linsen, Kichererbsen und Getreide gefunden. Zu den besonders stark belasteten Obst- und Gemüsesorten gehören: Erdbeeren, Spinat, Nektarinen, Äpfel, Trauben und Kirschen. Sogar in Bier konnte eine Belastung nachgewiesen werden.

Welche gesundheitlichen Schäden es anrichten kann: Bei einer Studie wurde bei 66 von 71 Schwangeren Glyphosat im Urin nachgewiesen und in Zusammenhang mit spontanen Frühgeburten gebracht. Außerdem wurden unregelmäßige Monatszyklen, hormonelle Dysbalancen und Empfängnisstörungen beobachtet. Bei Männern fielen eine verminderte Spermienqualität und -quantität auf. Ein erhöhtes Risiko wurde bei Beschäftigten in Gärtnereien und im Gemüseanbau festgestellt. Forscher gehen davon aus, dass die Glyphosatbelastung an die Nachkommen vererbt wird.

Fipronil

Wie es wirkt: Fipronil ist ein Breitband-Insektizid, also ein Insektenvernichtungsmittel. Es wirkt als Kontaktgift direkt auf das zentrale Nervensystem. Bei den Insekten und Parasiten kommt es zu einer tödlichen Überstimulierung der Nervenzellen.

Worin es enthalten ist: Saatgut wird damit behandelt, um es vor Wurmbefall zu schützen. In der Europäischen Union gibt es unterschiedliche Zulassungsrichtlinien für die Verwendung von Fipronil. In Deutschland ist es generell nicht als Pflanzenschutzmittel zugelassen, allerdings werden immer wieder Ausnahmegenehmigungen erteilt. Erlaubt ist es für Saatgut zur Aussaat in Gewächshäusern und für Saatgut von Pflanzen, die vor der Blüte geerntet werden, wie Lauch, Zwiebeln und Kohlgemüse. In der Tiermedizin kommt es als Floh-, Läuse-, Milben- und Zeckenmittel zum Einsatz und im Haushalt finden wir es in Ködern gegen Ameisen.

Welche gesundheitlichen Schäden es anrichten kann: Die genaue Auswirkung einer Belastung mit Fipronil auf unser Hormonsystem ist nicht hinreichend untersucht. Es steht im Verdacht, erbgutverändernd und krebserregend zu sein.

IRRTUM DER WISSENSCHAFT

Lange Zeit ging die Wissenschaft davon aus, dass wir Mikroplastik und Endokrine Disruptoren nicht in unseren Körper aufnehmen und dass auch der Fötus im Mutterleib vor dem Einfluss der Mikroplastikteilchen und der daraus freiwerdenden Chemikalien geschützt sei. Diese Annahmen waren leider falsch. So wurde schon im Jahr 2002 von Prof. Gilbert Schönfelder, Toxikologe der Universität Würzburg, Bisphenol A im Blut von Schwangeren, im Nabelschnurblut und im Urin von Säuglingen nachgewiesen.

Ein Forscherteam der Arizona State University untersuchte im Jahr 2020 47 Gewebeproben von Lunge, Leber, Milz und Niere, in allen konnten die Forscher primäres Mikroplastik Typ A nachweisen, zusätzlich waren alle Proben mit Bisphenol A belastet.

KRANK DURCH HORMONE AUS DEM PLASTIK?

Die Wissenschaftler sind sich einig, dass die hormonwirksamen Substanzen aus dem Plastik gesundheitsschädlich für unseren Körper sind, denn sie stören Stoffwechselfunktionen und können dadurch die Ursache für unterschiedlichste Beschwerden sein. Die Skala der Beschwerden reicht von leichten Befindlichkeitsstörungen wie Müdigkeit, Abgeschlagenheit und Stimmungsschwankungen bis hin zu schweren Erkrankungen wie Angstzuständen, Depressionen und Krebs.

Östrogendominanz und die Folgen

Ein Übermaß eines einzelnen Hormons – in diesem Fall das Östrogen – hat immer Auswirkungen auf die Hormonproduktion anderer Hormondrüsen im Körper und kann unser gesamtes Hormonsystem gehörig durcheinanderbringen.

EIN HOCH KOMPLEXES SYSTEM

Unser Hormonsystem ist sehr komplex mit seinen Regelkreisläufen und Rückkopplungsmechanismen. Der Hypothalamus, unsere »oberste Schaltzentrale«, sitzt im Zwischenhirn und ist die Regulationsstelle zwischen unserem Nervensystem und unserem Hormonsystem. Er ist direkt mit der Hypophyse (Hirnanhangsdrüse) verbunden und steuert alle vegetativen Funktionen, hierzu zählen alle unbewusst ablaufenden Funktionen, die wir nicht willentlich beeinflussen können, wie beispielsweise unsere Körpertemperatur und unser Blutdruck. Außerdem ist er über das Großhirn, das Zwischenhirn und das limbische System (hier werden Emotionen wie Freude, Angst und Trauer verarbeitet, daher heißt es auch »Sitz der Emotionen«) beeinflussbar.

Der Hypothalamus kontrolliert und vergleicht über Rezeptoren im Körper die Soll- und Ist-Werte der Hormone. Je nach Bedarf schickt er über sogenannte Releasing-Hormone Nachrichten an die Hypophyse. Sind zu viele Hormone im Blut unterwegs, heißt es: »Hallo, bitte die Ausschüttung von Hormonen runterfahren.« Sind zu wenig Hormone im Blut, lautet der Befehl: »Hallo, bitte mehr Hormone produzieren.« Die Hypophyse schüttet daraufhin sogenannte Effektor-Hormone an die jeweiligen Hormondrüsen aus, die dann ihre Hormonproduktion hochfahren oder einstellen. Unser Hormonsystem können wir mit einem Uhrwerk vergleichen, ein Zahnrädchen greift in das andere. Ist auch nur ein Hormon aus der Balance, so gerät das ganze System aus der Balance.

UMWELTHORMONE IMITIEREN UNSER NATÜRLICHES ÖSTROGEN

Mit dem Mikroplastik gelangen die Umwelthormone in unseren Körper und setzen sich an die Östrogenrezeptoren in den Zellen. Sind diese besetzt, verbleibt das körpereigene Östrogen frei im Körper, der Östrogenspiegel steigt. Umwelthormone sind deshalb so gefährlich, weil sie unser körpereigenes Östrogen so geschickt imitieren, dass der Körper sie nicht als fremde Eindringlinge identifiziert. Sie wirken schon in sehr geringer Konzentration und unterliegen nicht dem körpereigenen Regulationssystem.

Gravierende Auswirkungen haben Umwelthormone auf unsere Fortpflanzungshormone, die männlichen Androgene und weiblichen Östrogene. Besonders gefährlich sind sie für Ungeborene im

KRANK DURCH HORMONE AUS DEM PLASTIK?

Mutterleib, Kleinkinder, Jugendliche in der Pubertät sowie Frauen und Männer in den Wechseljahren. In diesen Wachstums- und Umbruchsphasen ist unser Hormonsystem durch die Veränderungen in der Hormonproduktion besonders anfällig für Störungen.

Wo sie wirken
Die Endokrinen Disruptoren docken bei Mädchen und Frauen vor allem an den Östrogenrezeptoren des Brustgewebes, des Gehirns, der Knochen und der Gebärmutter an, bei Jungen und Männern an den Östrogenrezeptoren des Brustgewebes, des Gehirns und der Knochen, ferner an denen von Prostata und Hoden.

Relative Östrogendominanz bei Frauen
Bei Frauen sinkt etwa ab dem 35. Lebensjahr der Progesteronspiegel bei gleichbleibendem Östrogenspiegel. Es kommt physiologisch zu einer »relativen Östrogendominanz«. Diese Dominanz wird durch die Umwelthormone noch verstärkt. Deshalb sind Frauen in dieser Phase bis zum Ende der Wechseljahre, bis der Östrogenspiegel deutlich sinkt, besonders gefährdet, an Symptomen der Östrogendominanz zu leiden.

ÖSTROGEN: NICHT NUR EIN »FRAUEN-HORMON«

Das Östrogen wird meistens mit Frauen in Verbindung gebracht, aber es ist auch ein wichtiger Bestandteil der hormonellen Gesundheit des Mannes. Allerdings kommt es im Körper des Mannes normalerweise nur in geringen Mengen vor. Ein Zuviel an Östrogen hat einen großen Einfluss auf den Testosteronspiegel und somit auf die Männlichkeit und auf die Quantität und Qualität der Spermien.

Weil ich ein Mädchen bin ...

Zum Zeitpunkt der Pubertät besitzen Frauen in ihren Eierstöcken etwa 200 000 bis 500 000 Eizellen. Zu Beginn des Monatszyklus schüttet die Hypophyse das gonadotrope Hormon FSH (Follikelstimulierendes Hormon) aus und stimuliert so im Eierstock mehrere Follikel (Eibläschen) zur Reifung. In der Regel »springt« nur eine Eizelle, die übrigen Eibläschen werden benötigt, um Östrogen zu produzieren, bis ein bestimmter Hormonspiegel erreicht ist.

Ist dieser Spiegel erreicht, wird die FSH-Produktion eingestellt. Die Hypophyse beginnt mit der Produktion von LH (Luteinisierendes Hormon) und nach ein bis zwei Tagen kommt es dann zum Eisprung. Die Eibläschen stellen die Östrogenproduktion ein und beginnen, das Hormon Progesteron (*Pro* = »für«, *Gestation* = »Schwangerschaft«) zu produzieren. Bei einer Befruchtung werden weiterhin große Mengen an Progesteron produziert. Findet keine Befruchtung statt, wird die Progesteronproduktion eingestellt, die Gebärmutterschleimhaut wird abgestoßen.

Das heißt, in der ersten Zyklusphase baut der erhöhte Östrogenspiegel die Gebärmutterschleimhaut auf, in der zweiten Zyklusphase bereitet der erhöhte Progesteronspiegel die Gebärmutterschleimhaut auf die Aufnahme der befruchteten Eizelle vor und sorgt dann gegebenenfalls für die Aufrechterhaltung der Schwangerschaft. Bei einem Ungleichgewicht zu Ungunsten des Progesteron kann eine Einnistung erschwert bis unmöglich werden. Und im ungünstigsten Fall kommt es zu einem frühzeitigen Abgang.

Östrogen wird in den Eierstöcken, in der Gebärmutter und zu einem kleineren Teil auch in den Nebennieren gebildet und ist für die Ausbildung der sekundären Geschlechtsmerkmale, also das Wachsen der Brüste, die Körperbehaarung und die veränderte Körperform, verantwortlich.

KRANK DURCH HORMONE AUS DEM PLASTIK?

Weil ich ein Junge bin ...

Mit Einsetzen der Pubertät schüttet die Hypophyse vermehrt die Hormone FSH und LH aus. Das FSH (Follikelstimulierendes Hormon) regt beim Mann die Bildung von Spermien an. Schon vor der Geburt, aber vor allem in der Pubertät bilden sich sogenannte Spermatogonien aus den Stammzellen im Hoden. Nach der Pubertät entwickeln sich diese zu geschlechtsreifen Spermien.

Das LH (Luteinisierendes Hormon) stimuliert die Leydig-Zwischenzellen im Hoden zur Produktion von Testosteron. Das Testosteron ist verantwortlich für die Ausbildung sekundärer Geschlechtsmerkmale. Dazu gehören vermehrte Körperbehaarung an Bauch und Brust, Bartwuchs und der Stimmbruch in der Pubertät. Auch im männlichen Körper befindet sich Östrogen, es entspricht allerdings nur zu einem Zehntel der Östrogenmenge des weiblichen Körpers und ist im Blutserum kaum nachweisbar.

Bei jungen Männern besteht ein ausgeglichenes Verhältnis zwischen dem Testosteron und dem Östrogen im Gewebe sowie zwischen dem freien Testosteron und dem Östrogen im Blutkreislauf. Im Alter nimmt der Testosteronspiegel langsam ab und das Verhältnis von Testosteron zu Östrogen verändert sich. Durch Fehl- und Überernährung und vor allem durch die östrogenwirksamen Substanzen aus unserer Umwelt wird ein Missverhältnis verursacht beziehungsweise ein bereits vorhandenes noch verstärkt. Es kommt zu einer Östrogendominanz.

Das Östrogen hat eine negative Wirkung auf die Hormone FSH und LH. Dadurch hemmt es indirekt die Testosteronproduktion und die Reifung von Spermien, was die Zeugungskraft beeinträchtigen kann. Es gibt Spermientests (Apotheke) zur Überprüfung ihrer Quantität und Qualität. Wer es genau wissen will, lässt beim Arzt ein Spermiogramm (Kosten: etwa 60 bis 90 Euro) erstellen.

ÖSTROGENDOMINANZ – KURZ ERKLÄRT

Unter einer Östrogendominanz versteht man die absolute oder relative Erhöhung des Östrogenspiegels im Körper. Bei Frauen kommt es zu einem Ungleichgewicht vom Östrogen zum Progesteron, beim Mann zu einem Ungleichgewicht vom Östrogen zum Testosteron.
Der Arzt Dr. John R. Lee aus den USA machte in den 1990er-Jahren auf die Wichtigkeit des Progesteronspiegels und die endokrin wirkenden Schadstoffe aus unserer Umwelt aufmerksam. Er schuf den Begriff »Östrogendominanz«.

DIE ÖSTROGENREZEPTOREN

Bei der Frau: Frauen besitzen etwa 400 Östrogenrezeptoren im Körper. Es gibt zwei verschiedene Arten von Östrogenrezeptoren: ER-alpha (Estrogenrezeptor-α) und ER-beta (Estrogenrezeptor-ß). Die ER-alpha befinden sich überwiegend in der Leber und in der Gebärmutter, die ER-beta überwiegend in den Knochen, im Gastrointestinaltrakt und in den Gefäßwänden. Im Brustgewebe, in den Eierstöcken und im Gehirn sind beide Rezeptoren zu etwa gleichen Teilen vertreten. Der ER-alpha fördert den Aufbau von Gewebe wie der Gebärmutterschleimhaut und des Brustgewebes. Der ER-beta verhindert das Wuchern der Gebärmutterschleimhaut und des Brustgewebes, außerdem hat er eine antientzündliche Wirkung. Die Umwelthormone docken an die ER-alpha-Rezeptoren an und bringen das System aus der Balance.

Beim Mann finden wir die die gleichen Östrogenrezeptoren wie bei der Frau. Die ER-alpha finden wir überwiegend in der Hypophyse, im Hoden, in der Leber, in der Niere, in den Knochen und im Gehirn. Die ER-beta finden wir in der Prostata, in der Schilddrüse, in der Haut, in der Harnblase, im Gastrointestinaltrakt, im Knorpel- und Knochengewebe. Der Erforschung des Östrogens beim Mann wurde lange wenig Beachtung geschenkt, dementsprechend gibt es kaum Erkenntnisse über die genauen Wirkmechanismen der Östrogenrezeptoren.

DEN HORMONEN AUF DER SPUR: NACHWEIS IM BLUT ODER SPEICHEL

Durch ihren Monatszyklus spüren Frauen schnell, wenn es Abweichungen oder Störungen in ihrem Hormonsystem gibt. Der erste Ansprechpartner ist dann der Frauenarzt. Besonders bei Libidostörungen und unerfülltem Kinderwunsch wird dieser zunächst den Hormonspiegel der Frau im Blut oder im Speichel bestimmen.

Bei Männern dauert es in der Regel sehr viel länger, bis der Hormonspiegel überprüft wird. Meist werden die unspezifischen Symptome wie Müdigkeit oder körperliche und geistige Leistungsschwäche auf Stress und Überlastung geschoben. Häufig wird auch das Thema Erektionsstörungen als Folge einer psychischen Überlastung angesehen und der Hausarzt rät zu mehr Ruhe und Entspannung. Erst wenn die Erektionsstörung die Partnerschaft belastet, lassen sich Männer dazu überreden, zum Urologen zu gehen. Dieser überprüft in der Regel erst einmal den Testosteronspiegel und erstellt ein sogenanntes Spermiogramm, das Aufschluss über die Qualität und Quantität der Spermien gibt.

Bei unklaren Beschwerden und wenn der Verdacht auf eine hormonelle Dysbalance besteht, sollte dies vom Hausarzt oder einem Endokrinologen überprüft werden.

ÖSTROGENDOMINANZ – DIE SYMPTOME

Die Skala der Beschwerden, die durch eine Östrogendominanz verursacht werden, reicht von ganz unspezifischen Symptomen und Befindlichkeitsstörungen bis hin zu schweren Erkrankungen.

Symptome bei der Frau	Symptome beim Mann
Psychische Symptome: • Müdigkeit und Antriebslosigkeit • Schlafstörungen und innere Unruhe • Erhöhte Reizbarkeit vor der Regelblutung • Depressive Verstimmung (bis hin zur Depression) • Gedächtnisstörungen • Angstzustände Körperliche Symptome: • Brustspannen vor der Regel (Vermehrte Wassereinlagerungen im Bindegewebe) • Unregelmäßiger Zyklus, starke Regelblutung • Endometriose und Myome • Zysten in der Brust und Brustkrebs • Immunstörungen: Allergien und Autoimmunerkrankungen • Schilddrüsenunterfunktion (auch Morbus Hashimoto) • Insulinresistenz, Blutzuckerentgleisung • Unfruchtbarkeit, erschwerte Empfängnis, Libidoverlust	Psychische Symptome: • Müdigkeit und Antriebslosigkeit • Emotionale Schwankungen (Trauer bis Aggression) • Depressive Verstimmung (bis hin zur Depression) • Schlaflosigkeit • Gedächtnisstörungen • Angstzustände Körperliche Symptome: • Gewichtsveränderung • Verlust von Muskelmasse • Erektionsstörungen • Impotenz • Insulinresistenz, Blutzuckerentgleisung • Vermehrtes Schwitzen • Unfruchtbarkeit (verminderte Spermienquantität und -qualität) • Immunstörungen: Allergien und Autoimmunerkrankungen • Prostatakrebs

WIE WIRKT ÖSTROGEN AUF UNSEREN HORMONHAUSHALT?

Ein Zuviel an Östrogen im Körper hat bei der Frau vor allem einen Einfluss auf den Progesteronspiegel. Der Progesteronspiegel in der prämenopausalen Phase der Frau sinkt etwa ab dem 35. Lebensjahr. Die Amplitude zwischen Progesteron und Östrogen wird größer, es ist also zu viel Östrogen im Verhältnis zum Progesteron vorhanden. Bei einer Östrogendominanz durch Umwelthormone wird diese Amplitude noch größer. Gelangen bereits in einer frühen Entwicklungsstufe schädliche Umwelthormone in den Körper, gerät das Hormongleichgewicht schon im Kindes- und Jugendalter beziehungsweise im jungen Erwachsenenalter aus der Balance. Anzeichen hierfür kann eine verfrühte Pubertät bei Mädchen sein. Bei Jungen und Männern hat die Östrogendominanz vor allem Einfluss auf den Testosteronspiegel. Es kann zu einer verzögerten Entwicklung vom Jungen zum Mann oder sogar zur Ausbildung von Brüsten kommen. Je nachdem, wie empfindlich unser Hormonsystem auf Veränderungen im Körper oder auch auf Reize von außen reagiert, können sich unterschiedlich starke Symptome im Körper zeigen. Manche Menschen spüren eine Veränderung sehr früh. Andere bemerken erst viel später, dass etwas nicht stimmt, wenn sich schon starke Symptome oder gar Erkrankungen manifestiert haben.

WICHTIG ZU WISSEN
Alle Symptome eines Progesteron- oder Testosteronmangels werden von einer Östrogendominanz verstärkt.

Östrogendominanz und die Folgen

Progesteronmangel

Durch einen erhöhten Östrogenspiegel, verursacht durch Umwelthormone, kommt es zu einer Dysbalance. Bei Frauen wird das Missverhältnis vom Progesteron zum Östrogen größer. Das bedeutet, dass der Mangel an Progesteron und dessen Symptome in den Vordergrund rücken. Ein Progesteronmangel wird stärker, je höher die Östrogendominanz ist. Und je nachdem wie unser Körper reagiert, machen sich die Symptome des Progesteronmangels oder die der Östrogendominanz bemerkbar.

Beim Mann ist Progesteron das zweitwichtigste Hormon, es ist ein Zwischenprodukt bei der Testosteronsynthese. Es schützt die Blutgefäße, verhindert eine Unterzuckerungsreaktion im Körper und senkt die Ausschüttung von Stresshormonen. Der erhöhte Cortisolbedarf bei Stress senkt den Progesteronspiegel, weil beide aus dem gleichen Ausgangsstoff aufgebaut werden, dem Cholesterin.

Typische Symptome bei Frauen:
- Reizbarkeit
- Migräne
- unregelmäßiger Zyklus
- Prämenstruelles Syndrom (verstärkte Reizbarkeit vor der Regel)
- Wassereinlagerung im Gewebe
- Gewichtszunahme
- Berührungsempfindlichkeit
- Haarausfall

Typische Symptome bei Männern:
- erhöhte Stressanfälligkeit
- Potenzprobleme
- steigender Insulinspiegel

- Gewichtszunahme
- erhöhtes Risiko für Diabetes Typ 2
- Herz-Kreislauf-Erkrankungen

Testosteronmangel bei Männern

Bei Männern sinkt etwa ab dem 30. Lebensjahr der Testosteronspiegel langsam, aber stetig um etwa ein bis zwei Prozent pro Jahr. Aber auch Übergewicht spielt beim Testosteronmangel eine große Rolle. Bis zu 40 Prozent der Männer mit einem übergewichtsbedingten Metabolischen Syndrom weisen einen Testosteronmangel auf. Auch ein Vitamin-D-Mangel ist häufig. Vitamin D hemmt – sofern es in ausreichender Menge vorhanden ist – das Enzym Aromatase (siehe Seite 50), das Testosteron in Östrogen umbaut. Bei Frauen tritt ein Testosteronmangel selten auf.

Typische Symptome:
- Leistungsschwäche
- Müdigkeit
- Abnahme der Muskelmasse
- verminderter Grundumsatz
- verminderte Körperbehaarung
- Schlafstörungen
- Potenzstörungen

Östrogenmangel bei Frauen

Östrogenmangel ist meist erst ein Thema zum Ende der Wechseljahre, denn dann kommt es zur Einstellung der Östrogenproduktion. In dieser Phase versucht der Körper, sich noch einmal gegen die Natur zu wehren. Unsere »Oberste Schaltzentrale«, der Hypothalamus, kontrolliert und vergleicht über Rezeptoren im Körper den Soll-Wert mit dem Ist-Wert der Hormone. Um dem sinkenden Östrogenspiegel entgegenzuwirken, schüttet er vermehrt die sogenannten Releasing-Hormone an die Hypophyse aus, die dann vermehrt das Follikelstimulierende Hormon (FSH) produziert, um die Eierstöcke zu einer höheren Östrogenproduktion anzuregen. Die Eierstöcke reagieren aber nicht und so treten in dieser Umstellungsphase die typischen Wechseljahrssymptome auf, bis der Körper sich auf das neue Hormonniveau eingestellt hat.

Zusätzlich entsteht durch den sinkenden Östrogenspiegel eine relative »Testosterondominanz«, wodurch es zur Umverteilung des Körperfetts kommt. Diese Umstellungsphase dauert in der Regel sechs Monate bis zwei Jahre, individuell aber auch sehr viel länger.

Typische Symptome:

- Hitzewallungen
- Bluthochdruck
- depressive Verstimmungen
- sehr unregelmäßiger Zyklus
- Gedächtnisschwäche
- Schmerzen im Bewegungsapparat
- trockene Haut und Schleimhäute
- Neigung zu Blaseninfekten
- Haarausfall
- erhöhtes Osteoporoserisiko

»ÖSTROGENÜBERGEWICHT« UND DIE HORMON-DYSBALANCE-SPIRALE

Unser Körper reagiert ganz empfindlich auf ein Ungleichgewicht im Hormonsystem und einmal aus der Balance geraten, bringt er sich selbst in eine noch größere Dysbalance. Meist wird unser Stoffwechsel träge, wir nehmen an Gewicht zu und im Fettgewebe wird dann das Enzym Aromatase aktiviert – ein Teufelskreis ...

Aromatase-Enzym im Fettgewebe

Östrogene führen zur Fetteinlagerung im Körper, insbesondere am Bauch und an den Hüften. Dieses Fettgewebe bildet besonders viel des Enzyms Aromatase und steigert dadurch die körpereigene Östrogenproduktion. Zusätzlich kommt es zur vermehrten Bildung des Enzyms in der Leber und im Brustgewebe. Da Östrogen vor allem am Brustgewebe als karzinogen wirkendes Hormon betrachtet wird, spielt das Enzym eine besondere Rolle bei der Entstehung von Brustkrebs. Beim Mann baut die Aromatase das Testosteron in Östrogen um, was ebenfalls zu einer Dysbalance führt beziehungsweise eine Östrogendominanz verstärkt. Ein Mangel an den Mineralstoffen Zink, Magnesium und Selen sowie ein Vitamin-D-Mangel verstärken die Aromatase-Aktivität. Postmenopausal oder nach einer Eierstockentfernung werden daher Aromatasehemmer bei hormonabhängigen Brustkrebserkrankungen eingesetzt. Die Aromatasehemmer hemmen – wie der Name sagt – das Enzym Aromatase, wodurch neues Wachstum von bösartigen Tumorzellen verhindert werden soll.

Stress

Auch Stress hat einen großen Einfluss auf unser Hormonsystem, er ist ein Mineralstoff- und Vitamin-»Räuber«. In kurzfristigen Belastungssituationen werden die Stresshormone Adrenalin, Noradrenalin und Dopamin ausgeschüttet. Die Stresshormone werden in unserer Nebennierenrinde produziert. Kommt es zu einer erhöhten Stressbelastung – hierzu zählt nicht nur eine hohe körperliche

Belastung wie auch ein Übermaß an Sport, sondern auch Reizüberflutung, psychische und körperliche Traumen und Angstzustände –, können sich schwere Erkrankungen manifestieren. Bei einer langanhaltenden Stressbelastung spielt das Glucocorticoid Cortisol eine besondere Rolle. Es hält den Blutzuckerspiegel hoch, der wiederum eine negative Wirkung auf die Fettverbrennung hat, was wiederum zu Übergewicht führt, somit die Zahl der Aromatase-Enzyme erhöht und dadurch die Östrogenproduktion steigert. Zusätzlich senkt Stress unseren Progesteronspiegel, unser natürliches »Anti-Stress-Hormon« – und schon sind wir in unserer »Hormon-Dysbalance-Spirale« angekommen. Ein erster Schritt, damit der Ausstieg aus diesem Teufelskreis gelingt, sind deshalb die Reduzierung von Stress und eine ausgewogene Ernährung.

Übersäuerung

Bei einer Übersäuerung besteht ein Mangel an positiv geladenen Mineralsalzen im Zellzwischenraum. Dort wirkt besonders das Calcium als großer Säurepuffer. Ein Beispiel: Bei der Verstoffwech-

ERHÖHTER NÄHRSTOFFBEDARF BEI STRESS

Unser Alltag ist häufig hektisch, wir stehen unter Termindruck, sitzen viel am PC, versuchen Beruf und Familie in Einklang zu bringen. Meist kommen dabei die Entspannung und die Zeit für sich selbst zu kurz. Unser Körper verbleibt in einem Stressmodus und das Abschalten und auch das Einschlafen fällt häufig schwer. Wir haben dann einen erhöhten Nährstoffbedarf, um wieder in Balance zu kommen.

selung von tierischem Eiweiß entsteht Phosphorsäure. Die wird an Calcium gebunden und als Calciumphosphat über die Nieren wieder ausgeschieden, es wird also Calcium verbraucht, was die Übersäuerung noch verstärkt. Bleibt der Körper in der Übersäuerung, hat das zur Folge, dass Kalium aus der Zelle tritt. Damit Glucose als Energielieferant in die Zellen hineintransportiert werden kann, muss jedoch genügend Kalium in den Zellen vorhanden sein. Das bedeutet, dass ein Mangel an Mineralsalzen, also eine Übersäuerung, einen erhöhten Blutzuckerspiegel zur Folge hat, weil zu wenig Glucose aus dem Blut in die Zellen gelangt. Besonders empfindlich auf einen intrazellulären Kaliummangel reagiert der Herzmuskel und es kann zu Herzrhythmusstörungen kommen.

Übergewicht und die Gefahr von Süßstoffen

Bei Gewichtsproblemen neigen wir dazu, zu Lebensmitteln und Getränken mit Zuckeraustauschstoffen zu greifen. Süßstoffe finden wir in vielen »Diät«-Produkten, häufig mehrere gleichzeitig. Zum Beispiel Aspartam, Acesulfam und Cyclamat. Aspartam wird im Körper unter anderem zu Methanol, einem giftigen Alkohol, verstoffwechselt und in der Leber zu Formaldehyd abgebaut, Acesulfam und Cyclamat werden über die Nieren wieder ausgeschieden, alle drei stehen im Verdacht, krebserregend zu sein. Ein Forscherteam um Eran Elinav und Eran Segal vom Weizmann Institute of Science (Rehovot/Israel) fand heraus, dass Süßstoffe das Körpergewicht erhöhen und die Darmflora verändern.
Außerdem lässt sich unser Gehirn durch Süßstoffe nicht täuschen. Die Geschmacksnerven registrieren »süß«, aber im Gehirn fehlt die typische »Glücksreaktion« unseres Belohnungszentrums. Beim Konsum von Zucker wird der Neurotransmitter Dopamin ausgeschüttet, er leitet Informationen vom Gehirn an unsere Muskulatur

weiter und steigert unsere Wahrnehmungsfähigkeit. Ein Mangel an Dopamin kann sich in Antriebslosigkeit, Konzentrationsstörungen und fehlender Motivation äußern – das Verlangen nach Süßem bleibt. Die Folge: Wir sind weniger motiviert uns zu bewegen, bekommen Heißhunger auf Süßes und essen häufig mit gutem Gewissen mehr, weil wir ja vermeintlich »weniger« Kalorien zu uns nehmen. Außer für Diabetiker Typ 1 sind Süßstoffe daher nicht zu empfehlen. Bei fettreduzierten »Light«-Produkten wird in der Regel zwar die Kalorienzahl durch die Fettreduktion gesenkt, aber als Geschmacksträger mehr Zucker verwendet.

Wichtig ist vor allem, den Insulinspiegel niedrig zu halten, auf Zucker und Fertigprodukte zu verzichten und für ausreichend Bewegung zu sorgen. Neben einer eventuell notwendigen Kalorienreduktion und einer Veränderung der Lebensgewohnheiten ist eine bewusste Ernährung mit frischen Lebensmitteln der Schlüssel zu einem guten Körpergefühl und zur Gesundheit.

Stress macht sauer ...

... und eine Übersäuerung verstärkt die Gewichtszunahme und damit das Risiko für Übergewicht. Alle drei Faktoren begünstigen eine hormonelle Dysbalance und fördern zusammen mit unserem täglichen »Hormoncocktail« die Östrogendominanz. Durch gesunde Ernährung und Veränderung unseres Lebensstils können wir dem entgegenwirken. Neben der Stressreduktion ist das regelmäßige Anregen und Reinigen des Stoffwechsels (Detox-Kur, siehe Seite 110) besonders wichtig. In Stressphasen benötigen wir vor allem mehr Magnesium, Vitamin B_5 und Vitamin C. Vitamin B_5 reduziert die Produktion des Stresshormons Cortisol und Vitamin C senkt den Cortisol-Spiegel. Damit Vitamin C aus dem Darm aufgenommen werden kann, braucht unser Körper außerdem Zink.

Häufige Beschwerden der hormonellen Dysbalance

Bei den in diesem Kapitel aufgeführten Beschwerden und Erkrankungen werden von Forschern ganz besonders oft Verbindungen zu Belastungen mit Umwelthormonen als Ursache hergestellt.

EINFLUSS AUF DIE KÖRPERLICHE UND GEISTIGE ENTWICKLUNG

Durch die Auswertung zahlreicher Studien wird die Liste der Symptome und Erkrankungen, die von Forschern und Endokrinologen in den Zusammenhang mit einer Belastung durch Umwelthormone gebracht werden, immer länger. Neben den in diesem Kapitel aufgeführten Beschwerdebildern steht der Einfluss von Umwelthormonen auf die körperliche und geistige Entwicklung bei Kindern in den unterschiedlichen Wachstumsphasen im Mittelpunkt der Forschung. Ist die Belastung der Mutter durch Umwelthormone in der Schwangerschaft erhöht, bildet der Embryo im Mutterleib mehr Fettzellen aus als Babys von unbelasteten oder nur gering belasteten Müttern. Besonders betroffen sind weibliche Embryonen. Die erhöhte Anzahl von Fettzellen erhöht im Kinder-, Jugend- und Erwachsenenalter das Risiko, an Übergewicht und an Diabetes Typ 2 zu erkranken.

Besorgniserregende Zunahme von Verhaltensauffälligkeiten

Seit 1994 nimmt der Intelligenzquotient in der Bevölkerung ab, bis dahin stieg er von Generation zu Generation stetig an. Daher liegen die geistige Entwicklung und mögliche Auswirkungen auf die Intelligenz im Fokus der Wissenschaft. Auch die Zunahme von Autismus und Verhaltensauffälligkeiten ist in den letzten 20 Jahren besorgniserregend und der Zusammenhang zwischen einer Belastung mit Endokrinen Disruptoren wird von Forschern intensiv diskutiert. In der körperlichen Entwicklung wird bei Mädchen immer häufiger eine verfrühte Pubertät, also das Einsetzen der Menstruation vor dem zwölften Lebensjahr, festgestellt. Bei Jungen wird eine verzögerte Entwicklung beobachtet. Nach Einschätzungen von Entwicklungspsychologen erhöht die verfrühte oder verzögerte körperliche Entwicklung bei Kindern und Jugendlichen zusätzlich das Risiko, an einer Depression zu erkranken.

AUS MEINER PRAXIS

Um eine Belastung frühzeitig zu erkennen und den Folgen vorzubeugen, arbeitet die Forschung an der Entwicklung verlässlicher Prüfmethoden, mit denen die Umwelthormone im Körper nachge-

KRANK DURCH HORMONE AUS DEM PLASTIK?

HÄUFIGE BESCHWERDEN DER HORMONELLEN DYSBALANCE

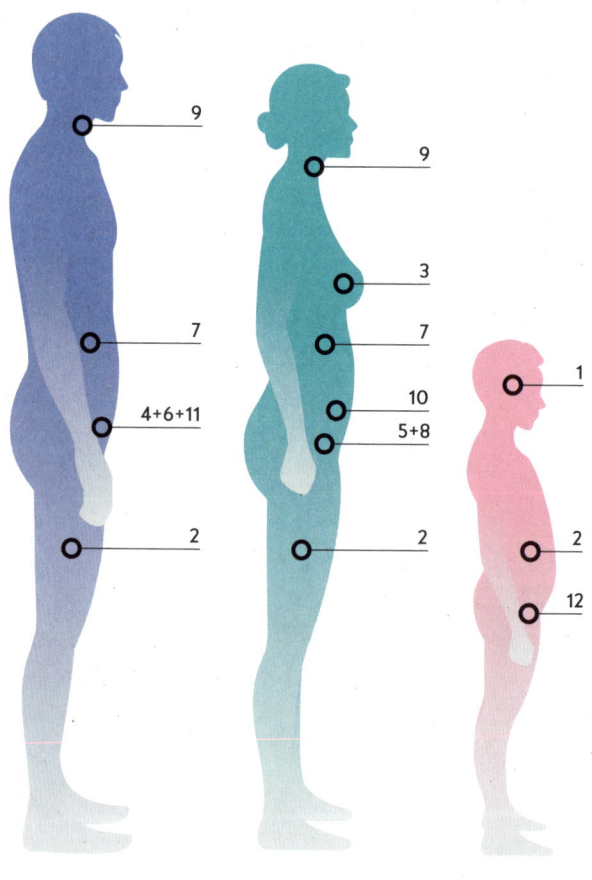

1_ ADHS
2_ Allergien
3_ Brustkrebs
5_ Endometriose
6_ Erektionsstörungen
7_ Insulinresistenz
9_ Schilddrüsenunterfunktion /-überfunktion
10_ unerfüllter Kinderwunsch
11_ Unfruchtbarkeit bei Männern

Häufige Beschwerden der hormonellen Dysbalance

wiesen werden können. An erster Stelle steht jedoch immer noch das selbstverantwortliche Vermeiden von Umwelthormonen (Tipps hierzu finden Sie ab Seite 80).

In meiner Praxis steht das »Aufräumen« des Körpers an erster Stelle. Mithilfe eines kinesiologischen Muskeltests wird die Belastung mit Schadstoffen ermittelt und so ein individueller Behandlungsplan erstellt. Neben dem täglichen Konsum von Phytohormonen zum Ausgleich der Östrogendominanz (siehe Seite 92) haben sich verschiedene Therapien mit homöopathischen Mitteln und Nosoden (siehe unten) sowie der Substitution von Nährstoffen bei den jeweiligen Krankheitsbildern bewährt. Wenden Sie diese Behandlungsempfehlungen über sechs bis neun Wochen an. Bei längerer Anwendung sprechen Sie mit Ihrem Therapeuten.

NOSODE

Unter einer Nosode versteht man ein homöopathisches Arzneimittel, das aus Schadstoffen, Krankheitserregern, Organen oder körpereigenen Stoffen wie Hormonen hergestellt wird. Ganz Individuell kann man sich auch aus seinem eigenen Blut eine sogenannte Autonosode herstellen lassen, fragen Sie Ihren Arzt oder Heilpraktiker, ob dies für Sie eine empfehlenswerte Therapie darstellt. Aus der Plazenta, dem Nabelschnurblut oder Muttermilch können Sie eine Nosode für Ihr Kind anfertigen lassen. Die Nosode lässt sich später bei jeglicher Art von Infekten, Verdauungsbeschwerden und als Allergievorbeugung, beispielsweise gegen Neurodermitis, bei Ihrem Kind einsetzen.

ADS / ADHS

Das ADS / ADHS-Syndrom zeichnet sich durch Konzentrationsstörungen, Vergesslichkeit und schlechte Feinmotorik aus. Bei ADS (Aufmerksamkeitsdefizit-Störung) stehen Langsamkeit, Ängstlichkeit und verträumtes Verhalten im Vordergrund, bei ADHS (Aufmerksamkeitsdefizit-Hyperaktivitätsstörung) ist es das Zappelige, Impulsive und Überdrehte. Gerade beim ADHS-Syndrom sollte man immer auch an eine unerkannte Allergie denken, denn die Histamin-Ausschüttung kann ähnliche Symptome auslösen.

BEHANDLUNGSPLAN

Folgender Behandlungsplan wirkt ausgleichend auf den Hirnstoffwechsel und regulierend auf die Reizweiterleitung des Nervensystems.

- **Homöopathie:**
  - Calcium phosphoricum D12, dreimal täglich 3 Globuli
  - Hyoscyamus D30, zweimal täglich 3 Globuli
- **Nosode:** Serotoninum C30, einmal pro Woche 5 Globuli
- **Mineralstoffe:** Magnesium, einmal täglich 300 mg
- **Vitamine:** Vitamin-B-Komplex, zweimal täglich 1 Tablette
- **Omega 3:** Algenöl, einmal täglich 1 Teelöffel
- **Zusätzlich:**
  - Grüner Tee, 3 bis 4 Tassen täglich (Achtung: Bitte nicht bei Kindern anwenden!)
  - Achten Sie auf einen geregelten Tagesablauf.
  - Vermeiden Sie Zucker und Lebensmittelfarbstoffe, sie können die ADS/ADHS-Symptome verstärken.

Allergien

Allergien können sich unterschiedlich darstellen. Die Histamin-Ausschüttung bei allergischen Reaktionen kann sich in den oberen Atemwegen als Heuschnupfen und Asthma, auf der Haut als Neurodermitis oder im Gehirn in psychischen Symptomen wie Konzentrationsstörungen zeigen. Besonders die Neugeborenen-Neurodermitis wird mit einer Belastung der Mutter mit Umwelthormonen in der Schwangerschaft in Verbindung gebracht.

BEHANDLUNGSPLAN

Folgender Behandlungsplan reduziert die Histamin-Ausschüttung und wirkt ausgleichend auf das Immunsystem.

- **Homöopathie:** Galphimia glauca D6, dreimal täglich 3 Globuli
- **Nosode:** Histaminum hydrochloricum D12, drei- bis fünfmal täglich 3 Globuli
- **Mineralstoffe:** Zink, einmal täglich 25 mg
- **Vitamine:**
  - Vitamin C, einmal täglich 100 mg
  - Vitamin D, einmal täglich 1 000 IE
- **Basenpräparat:** Spirulina, zweimal täglich 3 Presslinge
- **Zusätzlich:**
  - Grüner Tee, 3 bis 4 Tassen täglich
- Vermeiden Sie Milchprodukte und histaminreiche Lebensmittel wie Hülsenfrüchte, Tomaten, Kiwi und Erdnüsse.
- Nehmen Sie sich regelmäßige Auszeiten, reduzieren Sie Stress und sorgen Sie für ausreichend Entspannung.

Brust- und Prostatakrebs

Diese Erkrankungen gehören zu den schwersten Erkrankungen, die mit der Belastung durch Umwelthormone in Verbindung gebracht werden. Die Umwelthormone docken an den Östrogenrezeptoren des Brust- und Prostatagewebes an und haben dort eine stärkere Wirkung als das körpereigene Östrogen, wodurch sich ein bösartiger Tumor entwickeln kann.

BEHANDLUNGSPLAN

Sie können diesen Behandlungsplan auch begleitend zu einer Chemotherapie anwenden, er gleicht den erhöhten Nährstoffbedarf aus. Sprechen Sie mit Ihrem Onkologen.

- **Homöopathie:** Ich empfehle Ihnen eine individuelle homöopathische Behandlung durch einen Arzt/Heilpraktiker.
- **Mineralstoffe:** Zink und Selen, je einmal täglich 25 mg
- **Omega 3:** Algenöl, einmal täglich 1 Teelöffel
- **Vitamine:** Vitamin D, einmal täglich 1 000 IE
- **Basenpräparat:** Spirulina, zweimal täglich 3 Presslinge
- **Zusätzlich:**
  - Grüner Tee, 3 bis 4 Tassen täglich
  - Brokkoli-Extrakt, einmal täglich 100 mg DIM (siehe Seite 95) plus 25 mg Sulforaphan
- Vermeiden Sie Zucker, Weißmehl, Alkohol und Soja.
- Machen Sie nach der Krebserkrankung zweimal im Jahr eine Fasten- oder Entgiftungskur.
- Sorgen Sie für Bewegung, reduzieren Sie gegebenenfalls Ihr Gewicht und nehmen Sie sich regelmäßig eine Auszeit.

Endometriose

Bei der Endometriose kommt es zu gutartigen Wucherungen der Gebärmutterschleimhaut. Zellen der Gebärmutterschleimhaut können sich dabei auch außerhalb der Gebärmutterhöhle ansiedeln und dort starke Unterleibsschmerzen verursachen. Die Erkrankung verläuft häufig chronisch und stellt bei starker Schmerzsymptomatik eine große Einschränkung der Lebensqualität dar und ist eine große psychische Belastung für Frauen. Sie beginnt häufig zwischen dem 20. und 30. Lebensjahr. Bei besonders starker, schmerzhafter Menstruation sollte vom Gynäkologen abgeklärt werden, ob eine Endometriose vorliegt.

BEHANDLUNGSPLAN

Folgender Behandlungsplan wirkt regulierend auf das Hormonsystem und gleicht den Nährstoffbedarf aus.

- **Homöopathie:** Sepia D12, dreimal täglich 3 Globuli
- **Nosode:** Oestrogen C30, einmal pro Woche 5 Globuli
- **Mineralstoffe:** Magnesium, einmal täglich 300 mg
- **Vitamine:** Vitamin D, einmal täglich 1000 IE
- **Basenpräparat:** Spirulina, zweimal täglich 3 Presslinge
- **Zusätzlich:**
  - Grüner Tee, 3 bis 4 Tassen täglich
- Achten Sie auf eine gesunde Ernährung mit viel frischem Obst und Gemüse.
- Verwenden Sie als Ölquelle Olivenöl.
- Vermeiden Sie Weizen, tierisches Eiweiß und Zucker.
- Reduzieren Sie stressauslösende Faktoren.

KRANK DURCH HORMONE AUS DEM PLASTIK?

Erektionsstörungen

Eine Erektionsstörung stellt häufig eine starke psychische Belastung für den Betreffenden dar, sie nagt am Selbstwertgefühl und am Selbstvertrauen. Für die »Standhaftigkeit des Mannes« braucht sein Körper ausreichend Testosteron. Die Produktion von Testosteron wird durch die Hormone aus der Umwelt negativ beeinflusst. Von einer Erektionsstörung spricht man, wenn es über einen Zeitraum von sechs Monaten zu einigen »Fehlversuchen« gekommen ist. Also keine Panik, wenn es mal nicht klappt, das kommt vor. Bei länger anhaltender und immer wiederkehrender Dysfunktion ziehen Sie einen Urologen zurate.

BEHANDLUNGSPLAN

Folgender Behandlungsplan wirkt regulierend auf das Hormonsystem und gleicht den Nährstoffbedarf aus.

- **Homöopathie:**
  - Coffea D12, dreimal täglich 3 Globuli
  - Phosphorus C30, einmal pro Woche 5 Globuli
- **Nosode:** Testosteron D12, dreimal täglich 3 Globuli
- **Vitamine:** Männervital-Komplex, einmal täglich 1 Tablette
- **Omega 3:** Algenöl, einmal täglich 1 Teelöffel
- **Basenpräparat:** Spirulina, zweimal täglich 3 Presslinge
- **Zusätzlich:** Weidenröschentee, 2 Tassen täglich
- Vermeiden Sie Kaffee, Nikotin, Alkohol und reduzieren Sie Ihren Zuckerkonsum. Bevorzugen Sie frische, unverarbeitete Lebensmittel und Vollkornprodukte.
- Treiben Sie zwei- bis dreimal in der Woche Kraftsport.

Insulinresistenz

Die Umwelthormone wirken störend auf die Alpha- und Betazellen der Bauchspeicheldrüse, die den Blutzuckerspiegel regulieren. Die Folge eines ständig erhöhten Spiegels ist eine verminderte Empfindlichkeit der Rezeptoren an der Zelle auf das Hormon Insulin, das die Glucose für die Energiegewinnung in die Zellen transportiert. Bei der Insulinresistenz ist es besonders wichtig, auf ein normales Körpergewicht zu achten. Übergewicht vermindert die Anzahl der Insulinrezeptoren, was die Insulinresistenz verstärkt.

BEHANDLUNGSPLAN

Folgender Behandlungsplan hilft den Stoffwechsel anzuregen und den Blutzucker zu senken.

- **Homöopathie:**
  - Datisca cannabina D6 (blutzuckersenkend), dreimal täglich 3 Globuli
  - Fucus vesiculosus D6 (stoffwechselanregend), dreimal täglich 3 Globuli
- **Nosode:** Pankreas D30, einmal pro Woche 5 Globuli
- **Mineralstoffe:** Magnesium, einmal täglich 300 mg
- **Vitamine:** Vitamin-B-Komplex, zweimal täglich 1 Tablette
- **Basenpräparat:** Spirulina, zweimal täglich 3 Presslinge
- **Zusätzlich:**
  - Grüner Tee, 3 bis 4 Tassen täglich
  - Vermeiden Sie Zucker, Weißmehlprodukte, Alkohol, bevorzugen Sie Vollkornprodukte.
  - Treiben Sie zwei- bis dreimal in der Woche Sport.

Myome

Myome sind gutartige Geschwulste der Gebärmuttermuskulatur, die nur sehr selten bösartig entarten. Wenn sie sehr groß sind, können sie starke Unterleibsbeschwerden verursachen und müssen chirurgisch entfernt werden. Rückenschmerzen und Ischialgien sowie häufiger Harndrang können ein Hinweis auf Myome sein. Bei der Vorsorge beim Frauenarzt werden sie mit einer Ultraschalluntersuchung frühzeitig erkannt und kontrolliert. In den Wechseljahren verschwinden sie meist von allein. Man vermutet, dass 30 Prozent der Frauen von Myomen betroffen sind, meist symptomlos.

BEHANDLUNGSPLAN

Folgender Behandlungsplan reguliert das Hormonsystem und gleicht den Nährstoffbedarf aus.

- **Homöopathie:** Sepia D12, dreimal täglich 3 Globuli
- **Nosode:** Myom C30, einmal pro Woche 5 Globuli
- **Mineralstoffe:** Calcium & Magnesium Complex, einmal täglich 1 Tablette
- **Vitamine:** Frauenvital-Komplex, einmal täglich 1 Tablette
- **Basenpräparat:** Spirulina, zweimal täglich 3 Presslinge
- **Zusätzlich:**
  - Grüner Tee, 3 bis 4 Tassen täglich
- Vermeiden Sie in Ihrer Ernährung Weizen, tierisches Eiweiß und Zucker.
- Achten Sie auf eine gesunde Ernährung mit viel frischem Obst und Gemüse, verwenden Sie als Ölquelle Olivenöl. Reduzieren Sie stressauslösende Faktoren.

Häufige Beschwerden der hormonellen Dysbalance

Schilddrüsenunterfunktion

Die Schilddrüse reagiert besonders empfindlich bei einer hormonellen Dysbalance. Bei der Unterfunktion produziert die Schilddrüse zu wenig Hormone. Durch den Mangel an Schilddrüsenhormonen verlangsamt sich unser gesamter Stoffwechsel. Wir fühlen uns müde und antriebslos. Die Schilddrüsenunterfunktion ist eine der häufigsten Stoffwechselerkrankungen.

BEHANDLUNGSPLAN

Folgender Behandlungsplan unterstützt die Regulierung der Schilddrüsenfunktion.

- **Homöopathie:**
  - Flor de piedra D6, zweimal täglich 3 Globuli
  - Jodum D30, dreimal täglich 3 Globuli
- **Nosode:** Thyreoidinum D30, einmal pro Woche 5 Globuli
- **Spurenelemente:** Selen, einmal täglich 100 µg, und Zink, einmal täglich 25 mg
- **Vitamine:** Vitamin D, einmal täglich 1000 IE
- **Basenpräparat:** Spirulina, zweimal täglich 3 Presslinge
- **Zusätzlich:**
  - Thymiantee, 2 Tassen täglich
- Vermeiden Sie Zucker, Weißmehlprodukte, Alkohol und bevorzugen Sie jodhaltige Nahrungsmittel wie Milchprodukte, verwenden Sie jodhaltiges Salz.
- Nehmen Sie täglich einen halben Teelöffel Bio-Kakaopulver, am besten ins Müsli. Kakao reguliert die Drüsenfunktion und ist ein sehr guter Eisenlieferant.

KRANK DURCH HORMONE AUS DEM PLASTIK?

Schilddrüsenüberfunktion

Eine Schilddrüsenüberfunktion kommt sehr viel seltener vor als die Unterfunktion. Die Schilddrüse produziert zu viele der Schilddrüsenhormone T3 und T4. Dies kann sich durch Gewichtsabnahme trotz Heißhungerattacken, durch Herzklopfen, innere Unruhe und Schlaflosigkeit bemerkbar machen. Lassen Sie bei diesen Symptomen unbedingt Ihre Schilddrüsenwerte überprüfen. Eine Ursache kann aber auch eine medikamentös schlecht eingestellte Schilddrüse sein. Wenn Sie mit einer Schilddrüsenunterfunktion in Behandlung sind und Schilddrüsenhormone einnehmen, müssen die Werte ebenfalls regelmäßig kontrolliert werden.

BEHANDLUNGSPLAN

Folgender Behandlungsplan gleicht die Schilddrüsenfunktion aus.

- **Homöopathie:** Sepia D12, dreimal täglich 3 Globuli
- **Nosode:** Thyreoidinum D30, einmal pro Woche 5 Globuli
- **Spurenelemente:** Zink, einmal täglich 25 mg
- **Vitamine:** Vitamin D, einmal täglich 1000 IE
- **Basenpräparat:** Spirulina, zweimal täglich 3 Presslinge
- **Zusätzlich:**
- Grüner Tee, 2 bis 4 Tassen täglich
- Nehmen Sie täglich einen halben Teelöffel Bio-Kakaopulver, am besten ins Müsli. Kakao reguliert die Drüsenfunktion und ist ein sehr guter Eisenlieferant.
- Vermeiden Sie Seefisch, Meeresfrüchte, Milchprodukte und jodhaltiges Salz.

Unerfüllter Kinderwunsch bei Frauen

15 bis 20 Prozent aller Paare in Deutschland sind ungewollt kinderlos. Laut der Weltgesundheitsorganisation (WHO) ist der unerfüllte Kinderwusch eine ernstzunehmende Erkrankung, denn die ungewollte Kinderlosigkeit stellt eine große Belastung für die Psyche der Frauen dar, was wiederum einen negativen Einfluss auf das Hormonsystem hat, es noch mehr aus der Balance bringt und die Symptomatik verstärkt.

BEHANDLUNGSPLAN

Folgender Behandlungsplan wirkt regulierend auf den Zyklus und gleicht den Nährstoffbedarf aus.

- **Homöopathie:**
  - Agnus castus D6, dreimal täglich 3 Globuli
  - Pulsatilla C30, einmal pro Woche 5 Globuli
- **Nosode:** Progesteron D6, dreimal täglich 3 Globuli
- **Omega 3:** Algenöl, einmal täglich 1 Teelöffel
- **Vitamine:** B_9 (Folsäure), einmal täglich 400 µg, oder Frauen Vital Komplex, einmal täglich 1 Tablette
- **Basenpräparat:** Spirulina, zweimal täglich 3 Presslinge
- **Zusätzlich:**
  - Grüner Tee, 3 bis 4 Tassen täglich
- Vermeiden Sie Zucker, Weißmehlprodukte, Alkohol, bevorzugen Sie phytoprogesteronhaltige Lebensmittel wie Buchweizen, Salatgurken und Erdbeeren.
- Achten Sie auf eine ausgeglichene Lebensweise mit gesunder Ernährung, ausreichend Bewegung und wenig Stress.

KRANK DURCH HORMONE AUS DEM PLASTIK?

Unfruchtbarkeit bei Männern

Laut Forschungsuntersuchungen ist in den letzten 40 Jahren die Spermienkonzentration im Ejakulat des Mannes deutlich zurückgegangen. Nicht nur die Anzahl der Spermien hat sich verringert, sondern auch die Qualität. Die Spermien weisen vermehrt Verformungen auf oder sind unbeweglicher geworden. Dadurch nimmt die natürliche Zeugungsfähigkeit der Männer ab. Ebenso wie bei Frauen stellt der unerfüllte Kinderwunsch eine große psychische Belastung für den Mann dar. Je länger der Wusch unerfüllt bleibt, je mehr kann sich daraus ein psychisches Problem entwickeln.

BEHANDLUNGSPLAN

Folgender Behandlungsplan enthält eine bewährte Kombination aus homöopathischen Mitteln und Nährstoffen, um die Spermienproduktion anzuregen.

- **Homöopathie:**
  - Thuja D12, dreimal täglich 3 Globuli
  - Zincum chloratum D6, dreimal täglich 3 Globuli
- **Nosode:** Progesteron C30, einmal pro Woche 5 Globuli
- **Omega 3:** Algenöl, einmal täglich 1 Teelöffel
- **Vitamine:** Männer Vital Complex, einmal täglich 1 Tablette
- **Basenpräparat:** Spirulina, zweimal täglich 3 Presslinge
- **Zusätzlich:**
  - Brennnesseltee, zweimal täglich 1 Tasse
  - Vermeiden Sie Nikotin, Zucker und Alkohol.
  - Achten Sie auf einen ausgewogenen Lebensstil mit ausreichend Bewegung, gesunder Ernährung und genug Schlaf.

Häufige Beschwerden der hormonellen Dysbalance

 SCHADEN UV-FILTER DEN SPERMIEN?

Im April 2016 veröffentlichten Wissenschaftler auf der Jahrestagung der »Endocrine Society« eine Studie des Kopenhagener Universitätsklinikums über den Einfluss von UV-Filterchemikalien auf die Funktion und Beweglichkeit menschlicher Spermien. Sie fanden UV-Filter im Blut der Teilnehmer und in 95 Prozent aller Urinproben. Professor Niels Skakkebaek, der seit über 40 Jahren die Spermien auf ihr »Versagen« hin erforscht, und seine Kollegen suchten nach 31 in der EU und den USA zugelassenen UV-Filtern. 29 wurden in den Urinproben der Studienteilnehmer nachgewiesen, 13 davon beeinträchtigen das Funktionieren der Samenzellen, neun wirken als Endokrine Disruptoren aktiv auf das menschliche Immunsystem, darunter die Octinoxate, der am häufigsten verwendete UV-Filter.

In einer Studie aus dem Jahr 2019, durchgeführt vom Center for Drug Evaluation and Research der US-amerikanischen Arzneimittelbehörde (FDA) unter der Leitung von Dr. Murali K. Matta wurde 24 Probanden (jeweils zwölf Frauen und Männer) viermal täglich über vier Tage die laut Anwendungsempfehlung maximale Menge an Sonnencreme auf die Haut aufgetragen. Die Studienteilnehmer trugen zwei Milligramm Sonnenschutz pro Quadratzentimeter auf 75 Prozent ihrer Körperoberfläche auf. Von jedem Teilnehmer wurden anschließend sieben Tage lang insgesamt 30 Blutproben entnommen. Das Ergebnis: Schon nach sechs Stunden wurde der als unbedenklich geltende Schwellenwert für chemische UV-Filter von der Mehrheit der Probanden um das Achtfache überschritten, der Wert für den UV-Filter Oxybenzon lag noch 21 Tage nach der Anwendung über dem Grenzwert.

Den persönlichen Hormonstatus ermitteln

Woher weiß ich, in welchem Hormonstatus ich mich befinde und welche Lebensmittel für mich förderlich sind? Dafür finden Sie auf den folgenden Seiten Checklisten, die Ihnen dabei helfen, Ihren individuellen Status und Bedarf zu ermitteln.

IN BALANCE KOMMEN

Im Laufe des Lebens ist unsere physiologische Hormonproduktion ein fließender Prozess und natürlichen Schwankungen unterworfen. Oberstes Ziel ist es immer, bei zu starken Entgleisungen die Hormonbalance wiederherzustellen. Es kann passieren, dass bei Ihnen Symptome aus mehreren Checklisten auftreten und die Zuordnung schwierig ist. Dann ist es besonders wichtig, auf hormonbalancierende Pflanzen und Kräuter zurückzugreifen. Sie haben

ein gutes Verhältnis von Progesteron zu Östrogen und können die Dysbalance regulieren. Hier sind vor allem Hafer, Ananas, Leinsamen und Papaya zu nennen. Ein Frühstücks-Porridge mit Früchten ist ein optimaler Start in einen ausgeglichenen Tag.
Und bei Gewichtsproblemen und erhöhten Blutfettwerten sollten Sie am besten auf campesterolhaltige Pflanzen (siehe Seite 94) wie zum Beispiel Grapefruit, Erbsen und Zucchini zurückgreifen und zusätzlich Lebensmittel mit einem niedrigen Glykämischen Index auf Ihren Speiseplan setzen. Der Glykämische Index misst den Einfluss des Lebensmittels auf den Blutzuckerspiegel. Je weniger ein Lebensmittel den Blutzuckerspiegel in die Höhe steigen lässt, je geringer der Insulinspiegel also ansteigt, desto besser ist die Fettverbrennung. So beugen wir einer Insulinresistenz vor und unterbrechen unsere Spirale von Gewichtsproblemen und hormoneller Dysbalance. Die Checklisten sollen eine Hilfestellung sein und zur Prävention dienen. Sie ersetzen nicht das Abklären der Symptome durch einen Arzt oder Heilpraktiker.

PROGESTERONMANGEL

Ein Progesteronmangel kann verschiedene Ursachen haben. Zum einen entsteht er durch einen sinkenden Progesteronspiegel in den frühen Wechseljahren, aber auch ein unausgeglichener Lebensstil mit Schlafmangel, erhöhter Stressbelastung und einer unausgewogenen Ernährung haben einen negativen Einfluss auf die Produktion von Progesteron.
Progesteron ist nicht nur für die Aufrechterhaltung der Schwangerschaft verantwortlich. Es reguliert bei Frauen und Männern den Blutzuckerspiegel und hat einen großen Einfluss auf unser Herz-Kreislauf-System. Das Hormon schützt unsere Gefäße,

KRANK DURCH HORMONE AUS DEM PLASTIK?

senkt den Blutdruck und beugt dadurch Gefäßerkrankungen und Herzinfarkt vor. Es hilft Ängste abzubauen und wirkt positiv auf unsere Stimmung. Progesteron ist unser »Antidepressivum« unter den Hormonen. Vitamin B_6 steigert die Produktion und Zink aktiviert die Hypophyse, die das Signal zur Progesteronproduktion an die Eierstöcke weitergibt.

Checkliste Progesteronmangel		
Treffen folgende Erkrankungen/Symptome auf Sie zu?	ja	nein
Erhöhte Reizbarkeit		
Gewichtszunahme		
Stimmungsschwankungen		
Berührungsempfindlichkeit		
Haarausfall		
Geringe Stressresistenz		
Insulinresistenz		
Prämenstruelles Syndrom		
Unregelmäßiger Zyklus		
Erschwerte Empfängnis (Frauen) bzw. Potenzprobleme (Männer)		

Haben Sie mehr als drei Fragen mit »ja« beantwortet, besteht der Verdacht eines Progesteronmangels. In diesem Fall sollten Sie insbesondere Lebensmittel auf Ihren Speiseplan setzen, die Omega-3-Fettsäuren enthalten sowie Vitamin B_6 und Zink.
Besonders empfehlenswert sind:
- **Omega-3-Fettsäuren:** Fisch-/Algenöl, Schellfisch, Lachs, Forelle
- **Vitamin B_6:** Walnüsse, Lachs, Erdnüsse, Bananen
- **Zink:** Emmentaler, Gouda, Tilsiter, Erdnüsse, Paranüsse, Walnüsse, Haferflocken, Kürbiskerne, Sojabohnen

- **Progesteronhaltige Nahrungsmittel:** Buchweizen, Erdbeeren, Süßkartoffel, Karotten, weiße Zwiebeln, Meerrettich
- **Getränke:** Kakao und schwarzer Tee

Bitte vermeiden: Alkohol und Koffein, Zucker

ÖSTROGENDOMINANZ

Ein erhöhter Östrogenspiegel kann verschiedene Ursachen haben. Einerseits kann ein Progesteronmangel vorliegen, der bei der Frau das Verhältnis von Östrogen zu Progesteron negativ verändert und beim Mann den Testosteronspiegel senkt. Auch eine übermäßige Aufnahme von Fleisch und Milchprodukten kommt als Ursache infrage. Aber insbesondere ist hier an den Einfluss der Umwelthormone zu denken, mit denen wir täglich in Kontakt kommen und deren hormonelle Wirkung unterschätzt wird.

Checkliste Östrogendominanz		
Treffen folgende Erkrankungen / Symptome auf Sie zu?	ja	nein
Müdigkeit / Antriebslosigkeit		
Erhöhte Reizbarkeit		
Ängste, Depressionen		
Wassereinlagerungen im Gewebe		
Vermehrtes Schwitzen		
Schlafstörungen		
Insulinresistenz, erhöhter Nüchternblutzucker		
Eierstockzysten, Brustspannen vor der Periode		
Prostatahypertrophie, Impotenz		
Morbus Hashimoto		
Brustkrebs (Frauen) bzw. Prostatakrebs (Männer)		

KRANK DURCH HORMONE AUS DEM PLASTIK?

Haben Sie mehr als drei Fragen mit »ja« beantwortet, besteht der Verdacht einer Östrogendominanz. Um eine Östrogendominanz zu verringern, ist das Vermeiden der hormonell wirksamen Substanzen aus unserer Umwelt besonders wichtig. Zusätzlich ist es ratsam, die Leber zu unterstützen, die neben der Entgiftungsfunktion auch überschüssige Hormone abbauen muss. Vitamin D reguliert den Östrogenspiegel, Vitamin B_6 steigert die Progesteronproduktion (um der Östrogendominanz entgegenzuwirken) und Magnesium wirkt hormonausgleichend. Achten Sie darauf, insbesondere Lebensmittel auf Ihren Speiseplan zu setzen, die Omega-3-Fettsäuren enthalten, sowie Nahrungsmittel, die reich an Vitamin D, Vitamin B_6 und Magnesium sind.

Besonders empfehlenswert sind:
- **Omega-3-Fettsäuren:** Fisch-/Algenöl, Schellfisch, Lachs, Forelle
- **Vitamin D:** Avocado, Champignons, Hering, Lachs
- **Vitamin B_6:** Walnüsse, Lachs, Erdnüsse, Bananen
- **Magnesium:** Speisekleie, Hirse, Vollkornreis, Haferflocken, Mandeln, Cashew-Kerne
- **Diindolylmethan:** Brokkoli, Kohlgemüse
- **Lebermittel:** Artischocke, Curcuma, Knoblauch, Löwenzahn, Mariendistel, Pfefferminze, Tomate

Bitte vermeiden: östrogenwirksame chemische Substanzen aus der Umwelt, Zucker, Soja- und Milchprodukte

DHEA-MANGEL

Ab dem 30. Lebensjahr sinkt der Spiegel von Dehydroepiandrosteron (DHEA), aber der Prozess ist schleichend und macht sich meist erst im Alter bemerkbar. DHEA – die Vorstufe der männlichen und weiblichen Sexualhormone – wird überwiegend in den

Nebennieren hergestellt, deshalb hat chronischer Stress einen großen Einfluss auf die Produktion. Bei einem DHEA-Mangel schütten die Nebennieren vermehrt Stresshormone aus. Läuft aber die Nebenniere ständig auf Hochtouren, kommt es irgendwann zu Erschöpfungssymptomen. Sie kann dann nicht mehr adäquat auf Stress reagieren und hormonell regulierend wirken. Im schlimmsten Fall entwickelt sich ein Burn-out-Syndrom. Deshalb ist hier der Fokus auf der Stressreduktion besonders wichtig. Auch sollte auf einen ausreichend hohen Vitamin-D-Spiegel geachtet werden. Lassen Sie bei Verdacht auf einen DHEA-Mangel unbedingt Ihren Vitamin-D-Spiegel überprüfen.

Checkliste DHEA-Mangel		
Treffen folgende Erkrankungen/Symptome auf Sie zu?	ja	nein
Schwächerer Muskeltonus		
Vermehrtes Bauchfett		
Verlust von Körperbehaarung		
Schwache Libido		
Konzentrationsstörungen		
Sehstörungen		
Geräuschempfindlichkeit		
Schlechte Wundheilung		
Chronische Entzündungen		
Trockene Haut		

Haben Sie mehr als drei Fragen mit »ja« beantwortet, besteht der Verdacht eines DHEA-Mangels. In diesem Fall sollten Sie darauf achten, insbesondere Lebensmittel auf Ihren Speiseplan zu setzen, die langkettige Omega-3-Fettsäuren aus Fisch- oder Algenöl enthalten sowie reich an Vitamin D sind.

KRANK DURCH HORMONE AUS DEM PLASTIK?

Besonders empfehlenswert sind:
- **Omega-3-Fettsäuren:** Fischöl, Algenöl, Schellfisch, Lachs, Forelle, Makrele
- **Gemüse:** Avocado, Bohnen, Spinat, Rosenkohl
- **Nüsse und Samen:** Chia-Samen, Haselnüsse, Leinsamen, Mandeln, Pistazien, Walnüsse

Bitte vermeiden: Zucker, Weißmehlprodukte, weißer Reis, weiße Nudeln und Alkohol

TESTOSTERONMANGEL BEIM MANN

Der Testosteronspiegel beginnt etwa in der Mitte des 20. Lebensjahrs zu sinken, aber Symptome treten in der Regel erst im Alter auf. Testosteron ist nicht nur dafür verantwortlich, dass »Mann« ein »ganzer Kerl« ist, sondern es hilft bei der Anpassungsfähigkeit an Stresssituationen und hebt das Selbstvertrauen. Der Testosteronspiegel gerät durch Umwelteinflüsse leicht aus der Balance.

Checkliste Testosteronmangel beim Mann		
Treffen folgende Erkrankungen / Symptome auf Sie zu?	ja	nein
Müdigkeit, Abgeschlagenheit		
Erektionsstörungen		
Abbau von Muskelgewebe		
Übergewicht		
Verminderte Leistungsfähigkeit		
Depressive Verstimmungen		
Verminderte Körperbehaarung		
Wenig Ausdauer beim Sport		
Geringe Libido		

Haben Sie mehr als drei Fragen mit »ja« beantwortet, besteht der Verdacht eines Testosteronmangels. In diesem Fall sollten Sie auf einen ausreichend hohen Vitamin-D-Spiegel achten. Konsumieren Sie insbesondere Lebensmittel, die Omega-3-Fettsäuren enthalten, sowie Nahrungsmittel mit reichlich Vitamin D, Zink und Magnesium. Zusätzlich hilfreich ist das Allicin aus dem Knoblauch. Es hemmt die Produktion des Stresshormons Cortisol.

Besonders empfehlenswert sind:
- **Omega-3-Fettsäuren:** Fisch-/Algenöl, Schellfisch, Lachs, Forelle
- **Nüsse und Samen:** Chia-Samen, Mandeln, Walnüsse
- **Vitamin D:** Hering, Forelle, Lachs, Ei, Avocado, Champignons
- **Zink:** Emmentaler, Gouda, Tilsiter, Erdnüsse, Paranüsse
- **Magnesium:** Speisekleie, Hirse, Vollkornreis, Haferflocken
- **Zusätzlich zur Anregung der Testosteronproduktion:** Olivenöl

Bitte vermeiden: östrogenwirksame chemische Substanzen aus der Umwelt, Zucker, Alkohol, übermäßig viele Milchprodukte.

Tipp: Treiben Sie regelmäßig Sport. Sport steigert die Testosteronproduktion, besonders hilfreich sind Kraft- und Intervalltraining.

ÖSTROGENMANGEL DER FRAU

Mit dem Beginn der Wechseljahre kommt es zur Einstellung der Östrogenproduktion in den Eierstöcken, die Nebenniere übernimmt nun die gesamte Herstellung des Hormons. Dies geschieht allerdings auf einem niedrigen Niveau, deshalb ist in dieser Phase die Vermeidung von Stress besonders wichtig. Bis der Körper sich auf diesen neuen Östrogenspiegel eingestellt hat, kommt es zu den typischen Wechseljahrsbeschwerden. Nun könnte man sagen: Dann brauche ich ja nicht mehr auf die Vermeidung von Östrogenen aus der Umwelt zu achten. – Das stimmt natürlich nicht, denn dabei handelt es sich um gesundheitsschädliche synthetische Stoffe. Den Östrogenmangel kann »Frau« gut mit Phytohormonen ausgleichen (siehe Seite 92), auch Vitamin D ist wichtig.

Checkliste Östrogenmangel der Frau		
Treffen folgende Erkrankungen/Symptome auf Sie zu?	ja	nein
Hitzewallungen		
Haarausfall		
Bluthochdruck, starke Blutdruckschwankungen		
Schlafstörungen		
Sehr unregelmäßiger Zyklus		
Trockene Haut und Schleimhäute		
Blasenschwäche beim Niesen/Husten		
Trockene, juckende Vaginalschleimhaut		
Vergesslichkeit, Gedächtnisstörungen		
Ich bin über 50		

Haben Sie mehr als drei Fragen mit »ja« beantwortet, besteht der Verdacht eines Östrogenmangels. In diesem Fall sollten Sie verstärkt Lebensmittel essen, die Omega-3-Fettsäuren enthalten sowie Vitamin D, außerdem natürlich östrogenhaltige Lebensmittel. Besonders empfehlenswert sind:

- **Omega-3-Fettsäuren:** Fisch-/Algenöl, Schellfisch, Lachs, Forelle
- **Vitamin D:** Hering, Forelle, Lachs, Ei, Avocado, Champignons
- **Gemüse:** Bohnen, Spinat, Kartoffeln, Knoblauch
- **Nüsse und Samen:** Chia-Samen, Leinsamen, Mandeln, Sesam, Walnüsse
- **Obst:** Himbeeren, Aprikosen, Granatapfel, Sanddorn

Tipp: Milchprodukte mit einem hohen Fettanteil, wie Sahne und Mascarpone, sind gute Östrogenlieferanten.

DER WEG ZUR HORMON-BALANCE

Unser Körper ist unser höchstes Gut, deshalb sollten wir sorgsam mit ihm umgehen. Es geht nicht darum, auf alles zu verzichten, sondern es geht darum, bewusst zu genießen und Vermeidbares zu vermeiden. Bewusstes Genießen ist wichtig für unser Wohlbefinden und wirkt positiv auf unser Hormonsystem. Machen Sie sich auf den Weg und nutzen Sie die Ratschläge zur Plastikvermeidung und die Gesundheitstipps vom Leberwickel bis zu Phytohormonen, um Ihren Körper zu schützen und zu entlasten.

Raus aus dem Plastik-Wahn

Wollen Sie Plastik und den darin versteckten Endokrinen Disruptoren den Kampf ansagen? Wir können in unserem Alltag mit wenig Aufwand einiges verändern. Hier sind ein paar Tipps, wie Sie Plastikmüll beim Einkaufen, bei der Arbeit und zu Hause reduzieren.

BEIM EINKAUFEN

In den letzten Jahren hat sich das Bewusstsein in der Bevölkerung durch etliche Veröffentlichungen zum Thema Plastik verändert. Und wir als Verbraucher haben es in der Hand, noch mehr zu verändern beziehungsweise die Veränderung zu beschleunigen. Je größer die Nachfrage nach plastikfreien Produkten, desto mehr werden angeboten. Der Wandel wird seit einigen Jahren in unseren Supermärkten deutlich, das Angebot und der Absatz an Bio-Produkten sind deutlich angestiegen. Und es wird auch immer mehr Obst und Gemüse ohne Plastikverpackung angeboten. In Großstädten eröffnen sogar immer mehr Unverpackt-Läden, die ihre Waren ganz ohne (Plastik-)Verpackung zum Abfüllen anbieten. Ein leichter erster Schritt könnte das Vermeiden von Plastikflaschen sein und möglichst unverpacktes Obst und Gemüse zu kaufen. Wenn Sie dann noch auf die hormonell wirksamen Stoffe im Duschgel und Shampoo achten, ist das schon ein riesiger Schritt in die richtige Richtung.

Was kann ich beim Einkauf beachten?

- Gehen Sie zum Einkaufen am besten mit Rucksack, Korb oder Stoffbeutel. Und benutzen Sie zum Transport von Obst und Gemüse wiederverwendbare Netze.
- Bevorzugen Sie Produkte aus Ihrer Region und kaufen Sie auf dem Wochenmarkt oder – noch besser – direkt beim Bauern ein.
- Geben Sie unverpackten Lebensmitteln den Vorzug und verzichten Sie auf plastikverpacktes Obst und Gemüse.

MIT MIKROORGANISMEN GEGEN PLASTIK?

2016 entdeckten japanische Forscher vom Kyoto Institute of Technology erstmals Enzyme, die Kunststoffe abbauen können. Auch Forscher der US-Behörde National Renewable Energy Laboratory (NREL) und der britischen Universität Portsmouth stießen im Jahr 2018 in Bakterien auf ein Enzym, das Polyethylenterephthalat (PET) zersetzen kann. Die Hoffnung ist groß, dass Mikroorganismen in naher Zukunft unser Plastikproblem lösen. Aber bis dahin ist es ein weiter Weg und die Vermeidung von Plastik das oberste Ziel.

- In vielen Supermärkten können Sie sich an der Käsetheke die Waren in Ihre eigenen Aufbewahrungsdosen füllen lassen.
- Bevorzugen Sie Recycling-Taschentücher im Kartonspender.
- Auch Waschpulver gibt es in großen Pappkartons.
- Kaufen Sie Milchprodukte in Glasbehältern.
- Geben Sie auch Getränken in Glasflaschen den Vorzug. Aber achten Sie darauf, dass diese aus Ihrer Region kommen und die Transportwege kurz sind.
- Vermeiden Sie den Konsum von abgepackten Fertigprodukten.
- Kaufen Sie Großpackungen, das verringert die Müllmenge.

DIE TOXFOX-APP

Lassen Sie sich beim Einkaufen von der ToxFox-App des Bundes für Umwelt und Naturschutz unterstützen. Mithilfe dieser App können Sie Pflegeprodukte, Kosmetika und Kinderspielsachen auf ihre Inhaltsstoffe überprüfen. Laden Sie sich die kostenlose App auf Ihr Smartphon herunter. Stehen Sie dann bei Ihrem nächsten Einkauf im Drogeriemarkt vorm Regal mit Haarshampoos oder testen Sie Mascara, Lidschatten und Co., dann scannen Sie einfach den Barcode Ihres Wunschproduktes ein. Sofort wird Ihnen angezeigt, ob schädliche Inhaltsstoffe drin stecken und, wenn ja, welche. Hat ein Produkt keinen Barcode, wenden Sie sich direkt an den Hersteller und fragen, ob beispielsweise Weichmacher enthalten sind. Die Firmen sind gesetzlich dazu verpflichtet, innerhalb von 45 Tagen Auskunft über kritische Inhaltsstoffe in ihren Produkten zu geben.

AM ARBEITSPLATZ

Jeder von uns kommt bei der Arbeit mit Plastik in Berührung und es ist schier unmöglich, dem zu entgehen. Egal in welcher Branche wir arbeiten – Computer, Laptop oder Smartphone sind nicht mehr wegzudenken. Dennoch gibt es noch genügend Dinge, die wir verändern und vermeiden können.

Was kann ich am Arbeitsplatz beachten?

- Ersetzen Sie Büroutensilien aus Plastik durch plastikfreie Alternativen, beispielsweise den Plastikschnellhefter durch eine Mappe aus Pappe.
- Verwenden Sie keine Einmal-Kugelschreiber. Eine gute Alternative sind Holzkugelschreiber, die überall im Handel zu finden sind.
- Kaufen Sie nachfüllbare Druckerpatronen, die mehrfach befüllt werden können.
- Anstelle eines Coffee-to-go-Bechers bringen Sie Ihren eigenen Thermobecher mit oder nehmen gleich von zu Hause eine Thermoskanne mit Kaffee mit zur Arbeit.
- Nehmen Sie beispielsweise Salat für die Mittagspause im Glas oder in einer Edelstahl-Box mit.
- Bringen Sie sich ein Sitzkissen aus Naturfasern mit, wenn Sie bei der Arbeit auf einem Kunststoffstuhl sitzen.

ZU HAUSE

Plastik ist praktisch und es geht nicht kaputt, wenn es herunterfällt. Deshalb neigen wir dazu, unseren Kindern aus dem Überangebot an Plastikgeschirr schöne bunte Flaschen und Becher auszuwählen. Dieses Kindergeschirr wird auch in vielen Kindertagesstätten als Standard angesehen. Und auch wenn seit 2011 in der Europäischen

Union Babyflaschen aus Polycarbonat (Kunststoff aus Bisphenol A) verboten sind, so gilt dieses Verbot nicht für Kindergeschirr. Aber es gibt umwelt- und gesundheitsfreundliche Alternativen. Zum Beispiel hochwertigen, bruchsicheren Biokunststoff auf der Basis von Zuckerrohr und Reishülse, der kein schädliches BPA, keine Weichmacher und kein Erdöl enthält. Dieses nachhaltige und unbedenkliche Baby- und Kindergeschirr gibt es sogar schon in der »Drogerie um die Ecke«.

Vorsicht ist geboten bei Kindergeschirr aus Bambus, es besteht nicht immer nur aus Bambus, sondern aus Melaminharz. Bambusholzpulver und Maisstärke werden oft nur als Füllstoffe verwendet. Melaminharz wird hierbei als Leim verwendet, es enthält den krebserregenden Stoff Formaldehyd.

Vielleicht machen Sie einmal einen Rundgang durch Ihre Wohnung und überlegen, wo überall Plastik durch umweltfreundliche Alternativen ersetzt werden kann?

TIPP: PLASTIKFREIE VORRATSSCHRÄNKE

Schauen Sie doch einmal in Ihre Küchenschränke, in Ihr Gewürzregal und in Ihren Kühlschrank. Was bewahren Sie alles in Plastikbehältern auf? Tauschen Sie sie einfach nach und nach gegen Glasbehälter aus. Sie können dafür Einmachgläser benutzen, die es in allen Größen gibt. Oder nehmen Sie doch gebrauchte Schraubgläser, die vom Einkauf übriggeblieben sind und die sonst im Glascontainer landen würden. Gegebenenfalls können Sie neue Deckel im Drogeriemarkt kaufen.

Was kann ich zu Hause beachten?

- Achten Sie bei Kinderspielzeug auf Alternativen zum Plastik.
- Werfen Sie defekte Elektro-Kleingeräte nicht sofort weg, sondern lassen Sie sie reparieren. Vielleicht gibt es in Ihrer Stadt ein Repair-Café, in dem Tüftler für wenig Geld ehrenamtlich alte Geräte wieder zum Laufen bringen?
- Nutzen Sie einen Wassersprudler. Sie verzichten dadurch nicht nur auf Plastikflaschen. Auch der Einkauf von Mineralwasser in Glasflaschen gehört damit der Vergangenheit an.
- Verwenden Sie keine Aufbewahrungsbehälter aus Plastik.
- Meiden Sie Frischhaltefolie.
- Achten Sie auf plastikfreies Backpapier oder lassen es ganz weg.
- Tauschen Sie Plastikspülbürsten gegen Holzbürsten.
- Benutzen Sie keine Schneidebretter aus Plastik.
- Verwenden Sie Rührlöffel und Pfannenwender aus Holz.
- Benutzen Sie Suppenkellen und Salatbesteck aus Edelstahl oder aus Holz.
- Vermeiden Sie Messer und Töpfe mit Plastikgriffen.
- Verwenden Sie Spültücher aus Baumwolle oder Sisalfasern.

Was kann ich im Bad verändern?

- Kaufen Sie Pflegeprodukte ohne Parabene und Phthalate.
- Benutzen Sie Peelings ohne Mikroplastik.
- Steigen Sie auf Holzzahnbürsten um.
- Verwenden Sie Zahnpasta ohne Mikroplastik.
- Benutzen Sie nachfüllbare plastikfreie Seifenspender.
- Verwenden Sie feste Seifenstücke und festes Haarshampoo.
- Bevorzugen Sie Deodorants aus Glasflaschen.
- Kaufen Sie einen Duschvorhang, der mit dem Hinweis »Bisphenol-A-frei« gekennzeichnet ist.

DER WEG ZUR HORMONBALANCE

Früh übt sich: Kinder

Kinder sind sehr kreativ und begeisterungsfähig. Sie machen sich ihre eigenen Gedanken und bilden sich schon früh eine ganz eigene Meinung. Es ist spannend zu hören, mit welchen Themen sich schon unsere Kleinsten kritisch auseinandersetzen. Sie sind diejenigen, die uns manchmal durch ihre Fragen dazu bringen, dass wir uns selbst über einiges Gedanken machen, was wir sonst weniger beachten. Deshalb ist es wichtig, schon in jungen Jahren ein Bewusstsein für eine gesündere und achtsamere Lebensweise zu schaffen. Natürlich sind bunte Dinge aus Plastik, die dann auch noch glitzern, toll und es geht auch nicht darum, auf alles zu verzichten. Aber es geht darum, ein Bewusstsein dafür zu schaffen, was ich wirklich brauche, was ich verändern und was ich vermeiden kann.

Wie wäre es denn einmal mit einer »Family Challenge«? Damit können Sie ganz spielerisch schon in jungen Jahren das Bewusstsein Ihrer Kinder für eine gesündere Lebensweise ohne Plastik schärfen. Schreiben Sie eine Woche lang auf, welches Familienmitglied wie viel Plastikmüll produziert, zum Beispiel wie viele Joghurtbecher oder Getränkeflaschen jeder Einzelne benutzt, und lassen Sie die älteren Kinder ausrechnen, wie viel das auf das Jahr hochgerechnet ist. Oder jedes Familienmitglied bekommt einen gelben Sack, in den es seinen Plastikmüll für eine Woche sammelt – gemeinsam produzierter Verpackungsmüll bekommt einen extra Sack – und am Ende der Woche wird geschaut, welcher Sack am vollsten beziehungsweise fast leer ist. Wiegen Sie am besten die Säcke und notieren Sie das Ergebnis und überlegen Sie gemeinsam, was vermieden werden könnte. Sie können dann die Challenge wiederholen und die Ergebnisse vergleichen. Der Sack desjenigen, der die größte Differenz aufweist, hat gewonnen.

WER FINDET AM MEISTEN PLASTIK?

Um bereits den Kleinsten spielerisch zu vermitteln, wie wichtig es ist, Müll zu vermeiden und insbesondere auf Plastik zu verzichten, können Sie mit der ganzen Familie verschiedene Unternehmungen planen. Machen Sie doch im Urlaub mal mit Ihren Kindern einen Ausflug am Strand und nehmen einen Müllsack mit. Oder gehen Sie im Wald spazieren und sammeln dabei Müll ein. Und natürlich ist es auch sinnvoll, wenn Sie einmal direkt vor der eigenen Haustür in Ihrer Straße schauen, was Sie und Ihre Kinder dort so finden. Vielleicht machen Sie mit Ihren Kindern auch bei der »Aktion Saubere Landschaft« mit. Das hilft, ihren Blick zu schärfen für den Müll, den viele Menschen achtlos wegwerfen. Spaß macht das auch schon Kindergartenkindern, wenn Sie daraus einen Wettbewerb mit verschiedenen Aufgaben gestalten:

- Wer hat das größte Plastikteil gefunden?
- Wer hat das lustigste Plastikteil gefunden?
- Wer hat das kleinste Plastikteilchen gefunden?
- Wer hat am meisten Plastik gefunden?
- Welcher war der merkwürdigste Ort oder die ungewöhnlichste Stelle des Fundstücks?
- Wer hat das bunteste Stück gefunden?
- Welches Fundstück ist ein ganz besonderes?
- An welches kam man am schlechtesten heran?

Hinterher wird der gesammelte Müll gemeinsam sortiert und fachgerecht entsorgt. Den Gewinnern der verschiedenen Wettbewerbskategorien überreichen Sie kleine Preise. Und natürlich freuen sich alle kleinen und großen Helfer über eine Belohnung fürs fleißige Müllsammeln.

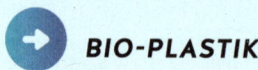 **BIO-PLASTIK**

Weltweit forschen Wissenschaftler an Bio-Kunststoffen aus natürlichen Ressourcen und natürlichen Abfallprodukten.
Bio-Kunststoff und Bio-Plastik sind allerdings keine geschützten Begriffe. Daher bedeutet es nicht zwangsläufig, dass Bio-Plastik auch biologisch abbaubar ist. Leider gibt es auch noch keine einheitliche Kennzeichnung. Zu Bio-Plastik werden alle aus nachwachsenden Rohstoffen hergestellten Kunststoffe gezählt, unabhängig davon, ob sie biologisch abbaubar sind oder nicht.
Deshalb ist Bio-Plastik häufig weder nachhaltiger noch umweltverträglicher als konventionelles Plastik.
Bambusgeschirr kann zum Beispiel aus Mischungen von Melamin, Bambusfasern und Maisstärke bestehen. Melaminprodukte werden aus Melaminharz hergestellt und sind nur sehr schwer zu recyceln. Kunststoff aus Melamin basiert auf Stickstoffverbindungen, es wird unter Zugabe von Formaldehyd gewonnen und wird häufig als mikrowellengeeignet angeboten. Bei über 70 Grad Celsius kann sich das Formaldehyd, das bereits im Jahr 2006 als krebserregend eingestuft wurde, allerdings aus Gebrauchsgegenständen lösen.
Ein internationales Recycling-Symbol für biologisch abbaubaren Kunststoff ist ein weißer Pfeilkreislauf mit einem Keimling in der Mitte. Auch findet man einen Keimling, der aus einer Box wächst, es steht aber immer ein Zusatz auf der Verpackung, beispielsweise »kompostierbare Folie aus Holz«. Beim Siegel »Gartenkompostierbar« können wir sicher sein, dass wir die Verpackung guten Gewissens auf den Kompost werfen oder in der Biotonne entsorgen können.

Die Recyclingcodes von Plastik

Der Recyclingcode gibt Auskunft darüber, aus welchem Material das Plastik hergestellt wird und ob es wiederverwertbar ist. Er befindet sich meist auf der Unterseite eines Produktes und wird als Dreieck mit einer Zahl abgebildet.

01 – PET: Polyethylenterephthalat

Hieraus bestehen Mehrwegplastikflaschen. PET ist beständig gegen viele Säuren und Meerwasser. Es ist schlag- und stoßfest und UV-Licht-beständig. PET enthält Acetaldehyd, das von der WHO als krebserregend und erbgutschädigend eingestuft wurde. Acetaldehyd entsteht auch im Körper beim Abbau von Ethanol (Alkohol) und ist für den »Kater danach« verantwortlich. In Mineralwasser aus PET-Flaschen wurde nur wenig Acetaldehyd nachgewiesen. Es wird verwendet für Kunststoffflaschen aller Art, für Schreibfolien und Klebeband, für Möbel und Leuchten für den Innen- und Außenbereich.

02 – PE-HD: High Density Polyethylen

Polyethylen ist der weltweit am meisten hergestellte Kunststoff. PE-HD, also Hart-Polyethylen, hat eine größere Dichte als PE-LD (Low Density Polyethylen, siehe Seite 90) und ist dadurch härter und stabiler, es ist ein thermoplastischer Kunststoff, der gegenüber den meisten Säuren, Laugen, Ölen und Fetten sowie Benzin beständig ist. Thermoplastisch bedeutet, es ist bei einer bestimmten Temperatur formbar und kann dadurch zu neuen Produkten verarbeitet werden.

Es wird verwendet für Getränkekisten, für Waschmittelflaschen, für Kanister und Transportbehälter, für Haushaltsgeräte, für Möbel und Lampen für den Innen- und Außenbereich.

03 – PVC: Polyvinylchlorid

Für die Herstellung von Polyvinylchlorid wird giftiges Chlor verwendet, um es elastisch zu machen, außerdem werden zum Teil Weichmacher zugesetzt. Man unterscheidet zwischen Hart-PVC, das grundsätzlich keine Weichmacher enthält, und Weich-PVC, das bis zu 40 Prozent Weichmacher enthält. Mehr als 90 Prozent der westeuropäischen Phthalat-Produktion werden für die PVC-Herstellung genutzt.
Hart-PVC wird verwendet für Fenster, Fassadenelemente und Pharmaziefolien.
Weich-PVC wird verwendet für Schläuche, Schuhsohlen, Dachbeschichtungen und Fußbodenbeläge. Hochwertige Bodenbeläge aus PVC – auch als Vinylböden bezeichnet – enthalten heute in der Regel keine schädlichen Weichmacher mehr.

04 – PE-LD: Low Density Polyethylen

Weich-Polyethylen ist besonders leicht, allerdings weniger robust als Hart-Polyethylen. Es ist sehr temperaturbeständig und kann für Temperaturen bis -95 Grad Celsius verwendet werden. Es wird aus Erdöl, Kohle, Erdgas oder Cellulose hergestellt. Aus Cellulose kennen wir es als Cellophan, es ist nicht biologisch abbaubar, aber gilt auch nicht als gesundheitsschädlich.
Es wird verwendet für Tüten, Tuben, Gefrierbeutel und Lebensmittelverpackungen.

05 – PP: Polypropylen

Polypropylen wird sehr energieintensiv aus Rohöl hergestellt. Es enthält laut der Verbraucherzentrale keine Weichmacher und gilt daher als weniger gesundheitsschädlich. PP ist nicht UV-Lichtbeständig und zersetzt sich unter Sonneneinstrahlung.

Es wird verwendet für Joghurt- und Margarinebecher, für Flaschenverschlüsse, für Kochbeutel und Thermoboxen, für Sport- und Outdoorbekleidung, für schwimmfähige Seile, Kindersitze, Fahrradhelme und Armaturenbretter.

06 – PS: Polystyrol

Polystyrol ist ein glasklarer Kunststoff mit hoher Lichtdurchlässigkeit, der aus Rohöl hergestellt wird. In geschäumter Form kennen wir es als Styropor. In gehärteter Form kommt es als Gehäuse für die Elektroindustrie zum Einsatz. Aus Polystyrol kann sich der gesundheitsschädliche Stoff Styrol herauslösen, der auch in Abgasen und Zigarettenrauch zu finden ist.

Es wird verwendet für Joghurtbecher und Schraubgläser, für Isolierverpackungen, CD-Hüllen, Lichtschalter und Wärmedämmplatten, Füllungen von Sitzsäcken und Feststoffrettungswesten.

07 – PPA: Polyphthalamid

PPA steht für Polyphthalamid und alle anderen Formen von Plastik. Dazu gehören auch die biologisch abbaubaren Kunststoffe. Polyphthalamid selbst besitzt eine hohe Wärmebeständigkeit und Festigkeit, zur Verstärkung wird zum Teil noch vermahlenes Glas zugesetzt. Polyphthalamid-basierte Kunststoffe kommen unter anderem als Metallersatz in Gasleitungen, in Pumpen und Filtersystemen zum Einsatz. Aufgrund der schweren Flammbarkeit wird PPA in Innenräumen von Flugzeugen, Zügen und Schiffen verarbeitet. Außerdem lässt PPA sich zu Fäden verspinnen. Dazu gehören Perlon, Nylon, Kevlar und Enkalon-Fasern.

Es wird verwendet für Sport- und Freizeitbekleidung, für Sicherheitskleidung und Schutzwesten, für Strümpfe und für die Borsten von Zahnbürsten.

Den Körper schützen und entlasten

Pflanzliche Nahrung ist gesund und reich an Vitaminen, Mineralstoffen, Spurenelementen und Ballaststoffen. Aber es steckt noch viel mehr in Obst, Gemüse und Kräutern.

PHYTOHORMONE

Durch die richtige Kombination unserer Lebensmittel haben wir die Möglichkeit, unser Hormonsystem nachhaltig positiv zu beeinflussen. Wir können einem eventuellen Hormonmangel ebenso entgegenwirken wie einer Dominanz und die damit verbundenen Symptome lindern oder vielleicht sogar vollkommen verschwinden lassen. Dies ersetzt nicht die Behandlung durch einen Arzt, Heilpraktiker oder Ernährungsberater, aber durch die bewusste Veränderung unseres Lebensstils und unserer Ernährungsgewohnheiten können wir viel erreichen und somit unser körperliches und geistiges Wohlbefinden verbessern.

Wie wirken Phytohormone?

Pflanzen enthalten sowohl progesteronähnliche als auch östrogenartige Hormone. Dadurch können sie dazu beitragen, eine hormonelle Dysbalance in unserem Körper auszugleichen. Einige gleichen eher einen Progesteronmangel aus, andere wirken einer Östrogendominanz entgegen oder helfen, einen Mangel an Östrogen auszugleichen.

Das pflanzliche Progesteron kann den Progesteronspiegel anheben. Bei Männern bewirkt ein erhöhter Progesteronspiegel eine vermehrte Testosteronproduktion. Bei Frauen verbessert das pflanzliche Progesteron das Verhältnis von Progesteron zu Östrogen, es wirkt also der Östrogendominanz entgegen.

Das pflanzliche Östrogen dockt, genauso wie die Umwelthormone, an die Östrogenrezeptoren an. Es hat aber im Gegensatz zu den Umwelthormonen, die die Rezeptoren besetzen und aktivieren (siehe Seite 39), eine schwächere Wirkung und kann die Rezeptoren aktivieren und blockieren. So kann überschüssiges Östrogen im Körper abgebaut und ausgeschieden werden. Bei einem Östrogenmangel wirkt es substituierend, das bedeutet, es gleicht den Östrogenmangel aus. Das pflanzliche Östrogen besitzt also je nach Hormonstatus (wenn zu viel beziehungsweise zu wenig Östrogen vorhanden ist) eine östrogene oder antiöstrogene Wirkung.

Sonderfall Soja

Eine Ausnahme ist Soja, es besitzt ein gutes Verhältnis von Progesteron und Östrogen, kann also unser Hormonsystem positiv beeinflussen und ausgleichen. Es dockt allerdings vor allem an bestimmte Östrogenrezeptoren des Brustgewebes an, ebenso wie Rotklee und Bockshornklee. Deshalb sollten diese drei Pflanzen bei und nach Brustkrebserkrankungen nicht verzehrt werden.

Rotklee und Bockshornklee sind sehr gute Östrogenlieferanten bei einem Mangel, aber da sie ein schlechtes Verhältnis von Progesteron zu Östrogen besitzen, wirken sie nicht ausgleichend und sind bei einer Östrogendominanz nicht zu empfehlen.

Welche Phytohormone wofür?

Pflanzen enthalten verschiedene Phytohormone beziehungsweise deren Ausgangsstoffe und können Symptomen und Beschwerden einer durch Umwelthormone entstandenen Östrogendominanz entgegenwirken:

Stigmasterol ist der Ausgangsstoff des pflanzlichen Progesterons, es ist einerseits wichtig für die Gedächtnisleistung, andererseits fördert es den Eisprung und wirkt der Östrogendominanz entgegen. Außerdem blockiert Stigmasterol das Dihydrotestosteron (DHT), das zum Absterben der Haarwurzeln führt, und wirkt so dem Haarausfall entgegen. Ein guter DHT-Blocker ist Basilikum.

Diosgenin ist dem menschlichen Progesteron ähnlich und hat dadurch eine stärkere Wirkung als das Stigmasterol, das nur eine Vorstufe des Progesterons darstellt. Es gibt aber deutlich weniger Pflanzen, die das »vollständige« Progesteron enthalten.

Beta-Sitosterol ist das pflanzliche Östrogen und kann einen Östrogenüberschuss ausgleichen. Es senkt den Cholesterinspiegel und das LDL (Low Density Lipoprotein) und erhöht das HDL (High Density Lipoprotein). Es wirkt Muskelschmerzen entgegen, fördert die Darmgesundheit und gilt als »Hautschutzengel«.

Campesterol ist ein Phytohormon, das zwar nicht progesteron- oder östrogenähnlich wirkt, aber besonders positive Eigenschaften für den Stoffwechsel hat. Es ist für den Muskelaufbau wichtig und kurbelt die Fettverbrennung an, wodurch es zur Senkung der Blutfettwerte beitragen kann.

KOHLGEMÜSE GEGEN HORMONCHAOS

Ein besonderer Stoff aus dem Kohlgemüse wirkt der Östrogendominanz entgegen: das Diindolylmethan – kurz DIM. Der Stoff aus den Kreuzblütlern, unter anderem aus Blumenkohl, Brokkoli, Grünkohl und Rosenkohl, besitzt starke antiöstrogene Eigenschaften. Es wird im Magen aus dem inaktiven Indol-3-Carbinol, einem Senföl-Glykosid, in das aktive DIM umgewandelt und mittlerweile auch in der Tumortherapie eingesetzt. Es reduziert schädliche Östrogen-Metaboliten – das sind freie Radikale, die im Östrogenstoffwechsel entstehen –, wirkt der Belastung durch Umwelthormone entgegen und bringt so unser Hormonsystem in Balance. DIM ist als Antioxidans ein sogenannter »Radikalfänger«. Freie Radikale sind hochaktive, aggressive Stoffe, sie besitzen ein freies Elektronenpaar und »rauben« anderen Atomen und Molekülen ein Elektron und zerstören sie dadurch. Freie Radikale entstehen ständig in unseren Zellen und beschleunigen den Alterungsprozess. Man nennt es auch »Oxidativen Stress«.

Ungesunde Ernährung, UV-Strahlen und eine Belastung mit chemischen Substanzen wie Endokrinen Disruptoren verstärken die Bildung freier Radikale. Sie schädigen die Zellfunktion, stören Stoffwechselprozesse und können das Erbgut schädigen. Eine hohe Konzentration von freien Radikalen im Körper erhöht das Risiko, an Koronaren Herzerkrankungen, Autoimmunerkrankungen und Krebs zu erkranken.

Auf dem Markt werden verschiedene Brokkoli-Extrakte in guter Bio-Qualität angeboten. Bevorzugen Sie frischen Brokkoli, lassen Sie ihn nach dem Schneiden vor dem Kochen ruhen, denn die Entstehung der gesundheitsfördernden Senföle benötigt Zeit.

DER WEG ZUR HORMONBALANCE

 HUNGER AUF PHYTOHORMONE

In der folgenden Tabelle finden Sie Lebensmittel, die besonders geeignet sind, um einer Östrogendominanz entgegenzuwirken. Sie helfen, unser Hormonsystem in Balance zu bringen, und können bei verschiedenen Beschwerden einen positiven Einfluss nehmen.

Lebensmittel	Kalorien	Selen	Zink	Calcium	Magnesium
Tagesbedarf eines Erwachsenen	2000–2500 kcal bei normaler Tätigkeit	60 µg	12 mg	1000 mg	300 mg
	kcal/100 g	µg/100 g	mg/100 g	mg/100 g	mg/100 g
OBST					
Ananas	55	0,6	0,2	16	17
Avocados	221	0,4	0,64	10	29
Bananen	94	1,4	0,21	5	30
Datteln, getr.	285	0,0	3,4	65	50
Erdbeeren	32	1,3	0,27	19	13
Feigen, getr.	247	0,2	1,1	244	90
Gurken	12	0,8	0,21	15	8
Kokosnuss	363	0,7	0,8	20	38
Mandeln	557	4,1	3,6	85	218
Papaya	13	0,6	0,4	21	41
Pfirsiche	43	1,3	0,15	8	4,9
Wassermelone	37	0,4	0,4	26	18
Zitronen	36	0,4	0,12	12	28
Zwetschgen	49	0,6	0,1	12	15
GEMÜSE					
Bohnen, grün	32	1,4	0,34	37	25
Erbsen	70	0,9	0,65	10	14
Karotten	28	1,4	0,3	21	12
Kartoffeln	41	1,5	0,35	10	3
Kopfsalat	12	0,4	0,37	0,04	0,01
Kürbis	26	0,3	0,1	0,03	0,02
Linsen	270	9,8	3,73	19	36
Sellerie	18	0,4	0,11	80	12
Soja	143	19,0	4,2	200	220
Spargel	18	2,3	0,4	20	12
Tomaten	17	1,0	0,9	9	11

Den Körper schützen und entlasten

Abkürzungen der Beschwerdebilder:
AD: ADS/ADHS, AL: Allergien, EM: Endometriose und Myom, ER: Erektionsstörungen, IR: Insulinresistenz, SD: Schilddrüsendysfunktion, UN: Unfruchtbarkeit.

Vit. B$_1$	Vit. B$_3$	Vit. B$_5$	Vit. B$_6$	Vit. C	Vit. E	Hilfreich bei
1 mg	12 mg	6 mg	1,4 mg	100 mg	13 mg	
mg/100 g	mg/100 g	mg/100 g	mg/100 g	mg/100 g	mg/100 g	
0,08	0,2	0,18	0,08	19,5	0,14	AL, EM, IR
0,7	1,0	1,4	0,3	14,0	2,0	AL, EM, ER, UN
0,4	2,5	0,8	0,14	3,0	0,2	EM, IR, UN
0,05	2,5	0,6	0,1	2,4	0,2	AL, EM IR
0,03	0,6	0,3	0,05	59,0	0,1	ER, SD, UN
0,05	2,2	1,0	0,12	0,3	0,5	EM, ER, SD
0,03	0,2	0,24	0,04	8,0	0,0	AD, IR, SD, UN
0,07	0,38	0,2	0,06	2,0	0,7	AL, EM, UN
0,22	4,1	0,6	0,02	0,0	25,0	AL, EM, ER, UN
0,03	0,3	0,2	0,03	80,0	0,7	AL, IR, SD
0,03	0,9	0,15	0,03	10,0	1,0	IR, SD
0,11	0,06	0,7	0,03	2,6	0,03	EM, ER, IR
0,05	0,17	0,27	0,06	53,0	0,0	EM, IR, SD
0,11	0,4	0,15	0,06	8,0	1,2	EM, ER, IR, SD
0,08	0,57	0,5	0,26	10,0	0,1	AL, EM, IR
0,8	2,7	2,0	0,1	1,6	0,06	EM, ER, IR, SD
0,07	0,6	0,27	0,17	7,0	0,6	EM, ER, IR
0,1	1,2	0,4	0,2	12,0	0,1	AD, AL, EM
0,06	0,4	0,1	0,05	13,0	0,6	AD, AL, SD
0,09	1,6	0,4	0,15	14,0	0,01	AD, AL, EM, SD
0,45	2,2	1,6	0,2	1,5	1,1	AD, AL, EM, UN
0,05	0,55	0,4	0,09	7,0	0,2	ER, IR, UN
1,0	2,5	1,8	0,2	29,0	0,3	IR, SD, UN
0,06	1,0	0,62	0,06	10,0	2,1	AD, ER, IR, UN
0,06	0,5	0,3	0,1	19,0	0,8	AD, EM, IR

DER WEG ZUR HORMONBALANCE

Lebensmittel	Kalorien	Selen	Zink	Calcium	Magnesium
Tagesbedarf eines Erwachsenen	2000–2500 kcal bei normaler Tätigkeit	60 µg	12 mg	1000 mg	300 mg
	kcal/100 g	µg/100 g	mg/100 g	mg/100 g	mg/100 g
GETREIDE					
Buchweizen	109	8,0	2,7	18	231
Haferflocken	337	9,7	4,0	54	68
Hirse	356	2,0	3,36	5	62
Reis	340	10,0	1,5	2	12
Roggen	294	13,0	2,7	37	91
Vollkorndinkel	357	1,1	3,6	40	65
Vollkornweizen	312	2,0	2,6	33	97
NÜSSE UND SAMEN					
Erdnüsse	570	5,7	3,0	92	168
Haselnüsse	647	4,5	1,9	114	163
Leinsamen	372	25,0	4,1	206	320
Pistazien	618	6,4	1,7	136	158
Sesam	559	34,0	7,7	738	347
KRÄUTER					
Basilikum	41	3,0	0,7	250	11
Estragon	49	4,4	0,6	170	51
Majoran	46	4,5	0,58	220	60
Petersilie	53	50,0	0,9	179	44
Rosmarin	57	4,3	0,52	220	30
Thymian	52	4,6	1,0	307	36
GEWÜRZE					
Chili	329	0,5	2,4	148	152
Ingwer	50	0,7	1,2	97	130
Kurkuma	356	30,0	4,3	182	193
Kümmel	362	12,1	5,2	950	260
Zimt	272	3,1	1,9	1228	56
SONSTIGES					
Kakao	339	14,3	6,8	154	545
Knoblauch	142	14,2	0,57	38	35
Olivenöl	884	+	0,05	0,0	1,0

+ = in Spuren enthalten

Den Körper schützen und entlasten

Vit. B_1	Vit. B_3	Vit. B_5	Vit. B_6	Vit. C	Vit. E	Hilfreich bei
1 mg	12 mg	6 mg	1,4 mg	100 mg	13 mg	
mg/100 g	mg/100 g	mg/100 g	mg/100 g	mg/100 g	mg/100 g	
1,6	28,0	11,0	0,6	0,0	0,8	AD, EM, IR, UN
0,6	1,0	1,1	0,2	0,0	1,5	AD, EM, ER, SD
0,43	1,8	1,0	0,02	0,0	0,2	AD, ER, IR, UN
0,41	5,2	1,7	0,15	0,0	0,74	AD, EM, IR, SD
0,37	3,7	1,5	0,23	0,0	1,0	AD, ER, IR, UN
0,3	6,6	1,2	0,17	0,0	0,7	AD, EM, IR, UN
0,45	5,1	1,1	0,4	0,0	1,3	AD, EM, UN
0,9	15,4	2,9	0,3	0,0	10,0	EM, SD, UN
0,4	0,21	1,15	0,45	3,4	26,0	EM, ER, SD
0,46	5,1	1,1	0,44	0,0	1,3	AL, EM, UN
0,55	1,5	0,7	0,03	2,6	0,03	EM, ER, IR
0,8	5,0	1,4	0,8	0,0	0,25	EM, IR, SD
0,08	1,1	0,2	0,18	26,0	1,0	AD, EM, UN
0,15	1,5	0,2	0,18	2,0	1,0	AD, EM
0,04	0,6	0,0	0,0	0,0	0,0	AD, EM, ER, IR
0,14	1,3	0,3	0,2	133,0	3,7	EM, ER, UN
0,08	0,16	0,0	0,0	0,0	0,0	AD, EM, ER; IR
0,08	4,9	0,0	0,0	0,0	0,0	AD, EM, ER, SD
0,33	8,7	0,0	0,0	76,0	0,0	AD, EM, IR, UN
0,02	0,7	0,2	0,16	5,0	0,0	AL, EM, ER, IR
0,15	5,1	0,0	0,0	25,9	0,0	AD, ER, IR, UN
0,38	3,6	0,5	0,2	0,0	0,0	AL, ER, UN
0,08	1,3	0,0	0,0	0,0	0,0	EM, ER, IR, UN
0,12	0,18	0,0	0,34	0,0	4,7	ER, SD, UN
0,2	0,6	0,15	0,38	14,0	0,01	AD, EM, ER, IR
0,0	0,0	0,0	0,0	0,0	11,9	AL, ER, IR, UN

UNTERSTÜTZUNG FÜR LEBER UND NIEREN

Leber und Nieren sind – neben der Haut – unsere wichtigsten Entgiftungsorgane, die schädliche Umwelthormone und andere Schadstoffe aus dem Körper transportieren. Es gibt verschiedene Möglichkeiten, unsere Entgiftungsorgane regelmäßig zu unterstützen. So können Sie einfach mal für ein paar Wochen einen die Nieren oder Leber anregenden Tee trinken oder eine Kur mit homöopathischen Mitteln durchführen, um Ihrem Körper auf sanfte Art und Weise zu helfen, sich von schädlichen Stoffen zu befreien.

Die Leber ist das größte und wichtigste Stoffwechselorgan unseres Körpers, sie ist nicht nur für die Entgiftung von Verdauungsprodukten, sondern auch für die Produktion und den Abbau von Hormonen (Östrogen, Testosteron, Insulin u. a.) zuständig. Nachts zwischen ein und drei Uhr ist nach der chinesischen Organuhr die Hauptzeit der Leber, dann ist sie gemäß der Traditionellen Chinesischen Medizin (TCM) auf dem Höhepunkt ihrer Entgiftungsaktivität. Wer häufig nachts um diese Uhrzeit aufwacht, sollte daher seine Leber unterstützen.

ORGAN-PFLEGE

Eine Leber-, Nieren- oder Stoffwechselkur kann den Organen bei der Regeneration helfen. Sie sollte ohne Absprache mit einem Arzt oder Heilpraktiker nicht länger als über einen Zeitraum von sechs Wochen durchgeführt werden. Ich empfehle Ihnen: Trinken Sie zum Beispiel zweimal täglich einen Leber- oder Nierentee. Oder machen Sie eine Kur mit homöopathischen Mitteln (siehe Seite 104).

Unsere Nieren scheiden täglich etwa 1,4 Liter Urin aus und reinigen den Körper von wasserlöslichen chemischen Substanzen. Sie regulieren unseren Elektrolythaushalt und damit zugleich unseren Säure-Basen-Haushalt. Ihre Hauptzeit gemäß der chinesischen Organuhr ist abends zwischen 17 und 19 Uhr, deshalb sollten nierenunterstützende Tees möglichst in dieser Zeit getrunken werden. Wichtig ist für die Niere eine ausreichende Flüssigkeitszufuhr, am besten geeignet ist kohlensäurefreies Mineralwasser mit einem geringen Natriumgehalt von maximal 20 Milligramm pro Liter.

Morgendliche Stoffwechselanregung: Trockenbürstenmassage

Es gibt noch nicht genügend Erfahrungen und Studien darüber, wie wir Plastikpartikel wieder aus unserem Körper herausbekommen, außer durch die Vermeidung von Plastik. Da Plastik aber genauso wie die Endokrinen Disruptoren im Urin nachgewiesen wurde, können wir es über die Nieren wieder ausscheiden. Deshalb ist die Anregung des Stoffwechsels durch morgendliches Trockenbürsten für unsere Entgiftung ein hilfreiches Morgenritual. Verwenden Sie eine Körperbürste oder einen Sisalhandschuh und führen Sie die Bewegungen langsam und mit leichtem Druck aus. Wenn Sie Krampfadern haben, bitte die Bürstenmassage auf keinen Fall direkt über den Krampfadern anwenden. Wenn Sie unter vielen Besenreisern leiden oder mit einer Stoffwechselerkrankung in Behandlung sind, fragen Sie Ihren Arzt, ob Sie die Massage bedenkenlos anwenden dürfen.

Los geht's ...
1. Beginnen Sie am rechten Fuß in Höhe des Außenknöchels. Massieren Sie in einer leicht kreisenden Bewegung an der Außenseite

des Beines bis hinauf zum Hüftknochen, dann weiter über den Oberschenkel zur Innenseite des Beines, wo Sie die massierende Bewegung bis hinunter zum Innenknöchel fortsetzen.

2. Führen Sie die gleiche Bewegung am linken Bein durch: von der Außenseite am Knöchel bis zur Hüfte hoch und an der Innenseite zurück bis zum Fußknöchel.

3. Massieren Sie in der gleichen langsamen Bewegung Ihre rechte Gesäßhälfte kreisförmig im Uhrzeigersinn und danach die linke Gesäßhälfte gegen den Uhrzeigersinn

4. Weiter geht es mit den Armen. Beginnen Sie die Massage an der Daumenseite des rechten Handgelenks an der Innenseite des Armes hoch bis zur Achsel, dann massieren Sie über die vordere Schulter an der Außenseite des Armes wieder zurück bis zum Handgelenk.

5. Führen Sie die gleiche Bewegung am linken Arm durch: an der Innenseite hoch und an der Außenseite wieder nach unten.

6. Von der Brustmitte aus massieren Sie nun ab der Höhe des rechten Schlüsselbeins in Richtung der rechten Brustwarze. Aber Achtung! Massieren Sie nicht die Brustwarze selbst, das Gewebe ist sehr dünn und empfindlich, es könnte zu Reizungen kommen. Nun führen Sie die gleiche Bewegung vom linken Schlüsselbein zur linken Brustwarze aus.

7. Am Bauch ist die Massage für viele etwas unangenehm. Massieren Sie vorsichtig einen Kreis im Uhrzeigersinn um den Bauchnabel herum.

8. Den Rücken zu massieren ist etwas schwierig. Wenn Sie können, massieren Sie rechts beginnend vom Brustkorb aus neben der Wirbelsäule entlang bis zum Gesäß und danach genauso auf der linken Seite. Verrenken Sie sich nicht! Machen Sie diese Rückenmassage nur, wenn Sie sie schmerzfrei durchführen können.

Homöopathische Mittel

Homöopathische Mittel wirken sanft und schnell, ohne den Körper zu belasten. Sie werden über die Schleimhaut aufgenommen und setzen im Körper einen Reiz, wodurch die Selbstheilungskräfte aktiviert werden. Der Stoffwechsel wird angeregt und die Organfunktion verbessert, ohne das jeweilige Organ zusätzlich zu belasten. Diese Mittel regen die Leber- und Nierentätigkeit an und unterstützen die Organe dabei, Schadstoffe aus dem Körper zu leiten und den Körper zu entgiften.

Leber-Mittel:

- Carduus marianus D6 (Mariendistel)
- Chelidonium D6 (Schöllkraut)

Nieren-Mittel:

- Sarsaparilla D12 (Stechwinde)
- Solidago D12 (Goldrute)

Nehmen Sie dreimal täglich je drei Globuli für die Dauer von sechs Wochen ein.

Und so geht's: Legen Sie die Globuli direkt unter die Zunge und lassen Sie sie im Mund zergehen. Achten Sie darauf, dass Sie mindestens zehn Minuten vor und nach der Einnahme nichts essen oder trinken, und putzen Sie in dieser Zeit auch nicht Ihre Zähne. Wasser ist erlaubt, Sie können die Globuli auch im Wasser auflösen und die Lösung schluckweise trinken.

Kräuter

Auch eine Kur mit spezifischen Kräutern ist eine sehr gute Möglichkeit, gesundheitsschädliche Stoffe auszuleiten. Das Wissen über die Wirkung der Kräuter ist schon Jahrhunderte alt. Kräuter haben eine stärkere Wirkung als homöopathische Mittel und sind ideal in der Anwendung als Tee. Verwenden Sie am besten getrocknete

Kräuter, mischen Sie diese zu gleichen Teilen und bewahren Sie sie in einem verschließbaren Glasbehälter auf. Achten Sie beim Kauf auf Bio-Qualität. Beim Aufguss von Kräutern werden Vitamine, Mineralstoffe und die Wirkstoffe freigesetzt. Damit die wertvollen Stoffe erhalten bleiben, lassen Sie das Wasser nach dem Abkochen etwa ein bis zwei Minuten abkühlen, bevor Sie den Tee aufbrühen. Hier sind drei Rezepte, mit denen Sie die Leber- und Nierenfunk-

BEWÄHRTE KUREN AUS MEINER PRAXIS:

Die Frühjahrskur

Diese Kombination hilft beim »Frühjahrsputz« des Körpers. Führen Sie diese Kur am besten im März oder April durch. Nehmen Sie dreimal täglich jeweils drei Globuli für die Dauer von sechs Wochen ein.

- Solidago D12 (Goldrute)
- Chelidonium D6 (Schöllkraut)
- Natrium sulfuricum D6 (Natriumsulfat)

Die Stoffwechselkur

Diese Kombination hilft den Stoffwechsel anzuregen und die Zellfunktion zu verbessern. Ich empfehle, die Kur zwei- bis dreimal im Jahr zu wiederholen. Nehmen Sie sechs Wochen lang drei- bis fünfmal täglich jeweils drei Globuli ein.

- Fucus vesiculosus D12 (Blasentang)
- Lycopodium D6 (Bärlapp)
- Capsicum D6 (Spanischer Pfeffer)

tion anregen, die Organe bei der Entgiftungsarbeit unterstützen und den Stoffwechsel anregen können. Hinweis: Empfindliche Menschen können mit Kopfschmerzen reagieren. Sie sollten mit einer kleineren Teemenge beginnen und diese langsam steigern.

Leber-Tee:
Dieser Tee regt die Lebertätigkeit an, fördert den Abbau von Schadstoffen und unterstützt die Fettverdauung.
Mischen Sie die folgenden Kräuter zu gleichen Teilen.
- Löwenzahn
- Mariendistel
- Schafgarbe
- Pfefferminze

Geben Sie ein bis zwei Teelöffel Kräuter in eine Tasse, übergießen sie mit heißem Wasser und lassen den Tee sieben bis zehn Minuten ziehen. Trinken Sie zwei bis drei Tassen täglich für die Dauer von sechs Wochen.

Nieren-Tee:
Dieser Tee regt die Nierentätigkeit an, er wirkt harntreibend und entgiftend.
Mischen Sie die folgenden Kräuter zu gleichen Teilen.
- Birkenblätter
- Brennnesselblätter
- Goldrute
- Löwenzahn

Geben Sie ein bis zwei Teelöffel Kräuter in eine Tasse, übergießen sie mit heißem Wasser und lassen den Tee sieben bis zehn Minuten ziehen. Trinken Sie zwei bis drei Tassen täglich für die Dauer von sechs Wochen.

WICHTIG

Während der Schwangerschaft und Stillzeit sowie bei Erkrankungen oder akuten Entzündungen der Leber, Nieren und der ableitenden Harnwege bitte die Tees nur nach Absprache mit einem Arzt oder Heilpraktiker anwenden.

Stoffwechsel-Tee:

Dieser Tee wirkt stoffwechselanregend und entgiftend. Ich empfehle, den Tee im Frühjahr und Herbst als Kur anzuwenden. Mischen Sie die folgenden Kräuter zu gleichen Teilen.

- Brennnessel
- Löwenzahn
- Mariendistel
- Pfefferminze

Geben Sie ein bis zwei Teelöffel Kräuter in eine Tasse und lassen Sie sie etwa sieben bis zehn Minuten ziehen. Trinken Sie zwei bis drei Tassen täglich für die Dauer von sechs Wochen.

Wickel

Probieren Sie mal einen Leber- oder Nierenwickel aus. Sie können sich so eine kleine Auszeit nehmen und dabei entspannen, während Sie gleichzeitig etwas für die Reinigung Ihres Körpers tun. Er verbessert die Entgiftungsfunktionen der Leber und Nieren. Wenden Sie den Leberwickel entweder vor dem Mittagessen an, weil die Leber nach dem Essen intensiv arbeiten muss, oder aber vorm Zubettgehen, dann kann die Leber in der Nacht in Ruhe ihrer Entgiftungsfunktion nachkommen. Für den Nierenwickel ist die beste

Zeit gegen Abend etwa zwischen 17 und 19 Uhr. Nach 19 Uhr sollten Sie den Nierenwickel nicht mehr auflegen.

Dieser Wickel kann zusätzlich bei allen Verspannungen im Körper angewendet werden. Häufig sind in der Muskulatur auch kleine schmerzhafte Verhärtungen zu ertasten, das sind sogenannte Myogelosen. Alle Verhärtungen der Muskulatur können ein Hinweis darauf sein, dass der Stoffwechsel nicht optimal funktioniert oder mit Schadstoffen überlastet ist.

Apfelessig-Wickel:

Der Wickel wirkt durchblutungsfördernd, regt den Stoffwechsel an und entsäuert das Gewebe.

- Erwärmen Sie 100–200 ml Apfelessig in einem Topf.
- Tränken Sie 3–4 Lagen Küchenrolle darin.
- Bestreuen Sie die Lagen mit handelsüblichem Pfefferpulver.
- Platzieren Sie den Wickel mit der »Pfefferseite« auf der Leber oder auf den Nierenpolen.
- Legen Sie 1–2 Handtücher darüber.
- Lassen Sie den Wickel mindestens 30 Minuten einwirken.
- Wickeln Sie sich warm in eine Decke und ruhen Sie.

WICHTIG

Den Wickel bitte nicht gleichzeitig auf der Leber und auf den Nierenpolen anwenden. Außerdem nicht anwenden bei Neurodermitis oder anderen Hauterkrankungen und auch nicht auf entzündeten Hautstellen. Bei empfindlicher Haut generell nur sehr vorsichtig anwenden.

Hier werden die Tücher aufgelegt:
Die Leber befindet sich in der rechten Körperhälfte in Höhe des Bauchnabels. Die Nieren liegen rechts und links neben der Wirbelsäule am Rücken, in Höhe der letzten beiden Rippen.

Trinken ist wichtig

Die Endokrinen Disruptoren wurden in verschiedenen Studien und Analysen bei fast allen Probanden, unabhängig von Alter und Geschlecht, im Urin nachgewiesen. Dies lässt im ersten Moment aufschrecken. Auf den zweiten Blick ist das allerdings ein Vorteil, denn es bedeutet, dass wir die hormonell wirksamen Stoffe aus der Umwelt über die Nieren mit dem Urin wieder ausscheiden können. Notwendig dafür ist allerdings, dass wir genügend Flüssigkeit zu uns nehmen. Aus meiner Erfahrung in der Praxis ist das leider nicht immer der Fall. Viele – auch Kinder – trinken zu wenig.

Alarmsignal Kopfschmerzen

Ein Säugling besteht bis zu 85 Prozent aus Wasser, ein Erwachsener noch bis zu 70 Prozent. Je nach Alter sollten Jugendliche und Erwachsene täglich etwa 30 bis 40 Milliliter Flüssigkeit pro Kilogramm Körpergewicht zu sich nehmen. Ein 70 Kilogramm schwerer Erwachsener benötigt somit täglich 2,1 Liter Wasser, diese Trinkmenge sorgt dafür, den Stoffwechsel am Laufen zu halten. Laut der Deutschen Gesellschaft für Ernährung (DGE) sollen Ein- bis Dreijährige etwa 820 Milliliter, Vier- bis Fünfjährige 940 Milliliter und Kinder im Alter zwischen sieben und neun Jahren 940 Milliliter trinken. Am besten geeignet ist stilles Wasser. Wenn wir genügend trinken, haben wir mehr Energie und sind leistungs- und konzentrationsfähiger. Wassermangel äußert sich häufig in Kopfschmerzen.

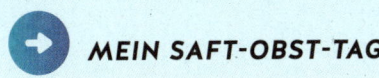 MEIN SAFT-OBST-TAG

Wir essen zu viel Zucker und tierische Produkte, deshalb ist es sinnvoll, ein- bis zweimal im Monat einen Safttag einzulegen. Das entlastet die Verdauung und stärkt das Immunsystem. Wer kann und möchte, trinkt den ganzen Tag über nur Flüssigkeit, um den Darm zu entlasten. Wem das zu wenig ist, der darf zwischendurch auch mal eine Handvoll Obst zu sich nehmen.

Und so geht's: Starten Sie am Morgen mit einer Trockenbürstenmassage (siehe Seite 101). Anschließend genießen Sie Schluck für Schluck ein Glas stilles Wasser und nehmen ein Basenpräparat wie die Spirulina-Alge ein.

Danach gönnen Sie sich eine heiße Dusche. Zum Abschluss duschen Sie sich kalt ab. Beginnen Sie mit dem rechten Bein, danach das linke, als Nächstes ist der rechte Arm dran und dann der linke. Wenn Sie im „Kaltduschen" geübt sind, dürfen Sie auch den Rumpf abduschen. Allen anderen rate ich, sich auf die Beine und Arme zu beschränken, damit der Kreislauf nicht überlastet wird.

Trinken Sie mindestens 2,5 bis 3 Liter Flüssigkeit über den Tag verteilt und nehmen Sie mittags wieder ein Basenpräparat ein. Erlaubt sind: stilles Wasser, Nieren-Tee (nicht nach 19 Uhr, max. 2 Tassen), Leber-Tee (am besten gegen Nachmittag, max. 2 Tassen), Hafer-Tee (zu empfehlen bei erhöhten Harnsäurewerten), Kräutertee (nach Lust, Laune und Geschmack) sowie Gemüse-Direktsäfte (am besten in Bio-Qualität).

Schließen Sie den Tag am Abend mit einer Trockenbürstenmassage ab, duschen noch einmal heiß und anschließend kalt und nehmen ein Basenpräparat zu sich.

Detox-Programm zum Ausleiten von Umwelthormonen

Da wir aus der Umwelt über die Nahrung, die Atemluft und unsere Haut schädliche Umwelthormone aufnehmen, ist das regelmäßige Entgiften wichtig. Das folgende Programm soll Sie motivieren und Ihnen aufzeigen, was Sie für sich und Ihre Gesundheit tun können.

RAUS MIT DEM GIFT!

Unabhängig davon, ob Sie sich rundum wohlfühlen oder bereits unter Beschwerden wie zum Beispiel ständiger Müdigkeit, Schlafstörungen oder stark riechendem Schweiß leiden, empfehle ich Ihnen, zweimal im Jahr, idealerweise im Frühjahr und im Herbst, eine Reinigung des Körpers vorzunehmen, indem Sie Ihren Stoffwechsel zu mehr Entgiftungsaktivität anregen. Je stärker unser Stoffwechsel angeregt wird und je besser wir Nieren und Leber –

unsere wichtigsten Entgiftungsorgane – dabei unterstützen, Schadstoffe aus dem Körper zu leiten, desto mehr Mikroplastik und Endokrine Disruptoren können wir somit auch ausscheiden. Unterstützend wirken bei der Entgiftung das Spurenelement Selen (200 µg täglich), das als Zellschutz wirkt, der Mineralstoff Zink (20 mg täglich), der an über 200 Enzymreaktionen beteiligt ist, sowie die Vitamine C (100 mg täglich) und E (400 IE täglich), die als Antioxidanzien wirken und Stoffwechselrückstände und Schadstoffe binden. Ich empfehle Ihnen, während der Kur diese Nährstoffe in Form eines Nahrungsergänzungsmittels einzunehmen. Verwenden Sie ein Präparat mit Vitaminen aus pflanzlichen Quellen in Bioqualität, denn synthetisch hergestellte Vitamine kann unser Körper nur schwer verwerten und sie wirken ihrerseits belastend auf den Stoffwechsel.

Gesundes Grün

Zusätzlich empfehle ich Ihnen die Einnahme der Spirulina- oder Chorella-Alge, sie sind reich an dem grünen Farbstoff Chlorophyll, der die Fähigkeit besitzt, im Körper befindliche Schadstoffe zu binden, die dann ausgeschieden werden können. Wenn es sowieso zu

GEFAHR DER ÜBERDOSIERUNG?

Auch wenn Sie zahlreiche Nährstoffe schon mit der Nahrung aufnehmen, die Gefahr einer Überdosierung besteht nicht. Dafür müssten Sie höhere Dosen über einen längeren Zeitraum zu sich nehmen: Zink über 25 mg, Selen über 300 µg, Vitamin E über 500 IE und Vitamin C über 1 000 mg.

Ihren Gewohnheiten zählt, täglich ein Spirulina-Präparat einzunehmen, verwenden Sie während der Kur die Chorella-Alge. Sie enthält zwar weniger Nährstoffe als die Spirulina-Alge, ist dafür aber reicher an Chlorophyll, das den Zellstoffwechsel und die Sauerstoffaufnahme in die Zelle und den Transport im Blut verbessert. Bezugsadressen zur Bestellung der empfohlenen Präparate finden Sie im Anhang des Buches auf Seite 124.

Der ideale Zeitpunkt zum Entgiften

Führen Sie die hier beschriebene Kur am besten im Urlaub oder in einer anderen stressfreien Zeit durch, damit Sie sich voll darauf konzentrieren können und Ihr Organismus die nötige Ruhe für seine Entgiftungsarbeit hat.

Aber auch wenn Sie gerade keinen Urlaub haben, sollte Sie das nicht davon abhalten, Ihrem Körper mit einer Entgiftungskur etwas Gutes zu tun. Beginnen Sie am besten an einem Wochenende und integrieren Sie die Kur so gut wie möglich in Ihren Arbeitsalltag. Denn schließlich ist es besser, unter nicht ganz optimalen Bedingungen zu kuren, als gar nicht zu entgiften.

AUCH DIE VERPACKUNG ZÄHLT!

Achten Sie beim Kauf von Nahrungsergänzungsmitteln darauf, dass diese in einem Glasgefäß verpackt sind. Denn zum einen gilt auch hier: Plastikmüll vermeiden! Zum anderen ist es keine schöne Vorstellung, dass im Rahmen der Entgiftungskur zusätzliche hormonwirksame Substanzen mit den in Plastik verpackten Präparaten geschluckt werden ...

DAS DETOX-PROGRAMM – SO GEHT'S

Machen Sie die folgende Kur über die Dauer von sieben bis zehn Tagen. Und beachten Sie bei der Durchführung die folgenden Tipps:

- Nehmen Sie in dieser Zeit viel Gemüse zu sich und verzichten Sie auf tierische Nahrungsmittel sowie auf Weißmehl und Zucker, damit entlasten Sie Ihren Stoffwechsel zusätzlich. Essen Sie aber Lebensmittel, die Sie auch wirklich mögen, damit Sie die Kur gern wiederholen und nicht den Spaß daran verlieren.
- Die tägliche Trinkmenge sollte bei etwa zwei bis drei Litern stillem Wasser und Kräutertee liegen (inklusive Gemüsesaft am Vormittag und Nachmittag). Denn nur mit genügend Flüssigkeit kann der Körper Schadstoffe lösen und über die Nieren ausscheiden.
- Machen Sie täglich die Übungen der chinesischen Meridianlehre und der Kinesiologie für die Leber- und Nierenenergie (siehe Seite 116 und 117). Die Meridiane sind Energieleitbahnen, auf denen die Akupunkturpunkte liegen. Jeder Meridian steht in Verbindung mit einem bestimmten Muskel und so aktivieren Sie durch die Bewegung die Leber- beziehungsweise Nierenenergie.

Nach dem Aufstehen:

- Trinken Sie morgens gleich nach dem Aufstehen ein großes Glas stilles Wasser und nehmen Sie eine Tablette eines Selenpräparates auf nüchternen Magen ein. Wichtig: Verwenden Sie kein häufig angebotenes Kombipräparat aus Selen und Zink, diese behindern sich gegenseitig in der Aufnahme. Die Einnahme sollte mindestens 20 Minuten vor dem Frühstück erfolgen, damit die Wirksamkeit nicht durch andere Nährstoffe herabgesetzt wird.
- Nehmen Sie sich Zeit für Ihre Morgentoilette und führen Sie die Trockenbürstenmassage wie auf Seite 101 beschrieben durch. Sie

aktiviert den Stoffwechsel und regt gleichzeitig Ihren Kreislauf an, so starten Sie gleich fit und erfrischt in den Detox-Tag.

- Zusätzlich können Sie, um die Entgiftung über die Mundschleimhaut anzuregen, einen Esslöffel Sesam-, Kokos- oder hochwertiges Olivenöl in den Mund nehmen und es für 20 Minuten zwischen den Zähnen hin und her bewegen. Dadurch verbessern sich die Mundflora und die Durchblutung des Zahnfleisches, was Entzündungen im Mundbereich entgegenwirkt. Verschlucken Sie das Öl bitte nicht, sondern spucken es wieder aus. Putzen Sie anschließend gründlich Ihre Zähne.

Frühstück:

Nehmen Sie sich ausreichend Zeit zum Frühstücken und essen Sie bewusst, so starten Sie entspannt in den Tag und helfen Ihrer Verdauung. Ideal ist ein Müsli aus Vollkornhaferflocken ohne Zuckerzusatz zusammen mit frischem Obst. Am besten verwenden Sie verschiedene Beerensorten der Saison, sie enthalten wenig Zucker. Um Giftstoffe schon im Darm zu binden, geben Sie einen Esslöffel geschroteten Leinsamen dazu. Wenn Sie Nüsse lieben, verwenden Sie sie sparsam. Nüsse sind zwar gesund, da sie wertvolle Proteine und ungesättigte Fettsäuren liefern, sie gehören aber zu den säurebildenden Lebensmitteln. Bereiten Sie Ihr Müsli mit Hafer- oder Mandeldrink ohne Zuckerzusatz zu.

Verzichten Sie während der Entgiftungskur möglichst auf Ihren Kaffee. Trinken Sie am Morgen lieber einen grünen Tee, Früchte- oder Kräutertee.

Nach dem Frühstück nehmen Sie drei Presslinge Spirulina- oder Chorella-Algen mit einem Glas stillem Wasser ein. Wenn Sie gar kein Freund von stillem Wasser sind, dürfen Sie auch guten Gewissens zu einem kohlensäurehaltigen greifen.

WAS IST MIT MEINEM LEITUNGSWASSER?

Um sicherzugehen, dass Sie Ihr Leitungswasser bedenkenlos trinken können, sollten Sie sich über die aktuelle Trinkwasserqualität beim örtlichen Wasserwerk oder bei Ihrer Gemeinde informieren. Wenn Sie ganz genau wissen möchten, wie die Qualität aus Ihrem Wasserhahn ist, fragen Sie in einer örtlichen Apotheke nach einem Labor in der Nähe und lassen eine Analyse Ihres Leitungswassers durchführen. Ist das Leitungswasser nicht bedenkenlos zu konsumieren, empfehle ich Ihnen, für die Kur ein Wasser aus dem Bioladen zu kaufen.

Am späten Vormittag:

Trinken Sie eine Tasse Leber-Tee, um die Entgiftung der Leber für die Mittagsmahlzeit vorzubereiten. Ein Rezept dazu finden Sie auf Seite 104. Sie können auch eine fertige Teemischung für Leber und Galle verwenden, achten Sie dabei unbedingt auf gute Qualität, bevorzugen Sie Tees aus Bio-Anbau.

Trinken Sie zusätzlich ein Glas Bio-Gemüsesaft ganz nach Ihrem Geschmack, er ist basenreich und bindet ebenfalls Säuren, die im Stoffwechsel entstehen. Probieren Sie doch mal einen Saft mit Artischocke, sie enthält viele Bitterstoffe und ist dadurch besonders gut geeignet, die Leber anzuregen.

Jetzt ist auch ein idealer Zeitpunkt für den Apfelessig-Wickel von Seite 106. Diesen empfehle ich ein- bis zweimal während der Kur anzuwenden. Wickeln Sie sich dafür warm in eine Decke und ruhen etwa eine halbe Stunde lang.

Mittags:

Nehmen Sie sich auch mittags wieder ausreichend Zeit zum Essen. Ihr Mittagessen sollte aus frischen Zutaten bestehen, gesund und abwechslungsreich sein. Wie wäre es mit einem frischen Salat, einer bunten Gemüsepfanne oder einer Ofenkartoffel? Verwenden Sie zum Würzen frische Kräuter und trinken Sie stilles Wasser dazu, es hilft, die Nährstoffe aus der Nahrung zu lösen und im Körper an ihre Bestimmungsorte zu transportieren. Nehmen Sie ein Vitamin-E- und Vitamin-C-Präparat ein oder einen Frauen- beziehungsweise Männer-Komplex, er enthält Vitamin C und E und ist optimal auf den Nährstoffbedarf von Frauen und Männern abgestimmt.

Um die Säure nach dem Essen zu binden, nehmen Sie drei Spirulina- oder Chorella-Presslinge mit einem Glas Wasser ein.

Aktivierung der Leberenergie:

Die folgende Übung unterstützt den Lebermeridian, hat somit einen positiven Einfluss auf die Leberfunktion und hilft bei emotionalem Stress.

Die beste Zeit für die Übung ist ein bis zwei Stunden nach dem Mittagessen, damit der Magen in Ruhe verdauen kann.

Los geht's:

1. Stellen Sie sich so in den Raum, dass Sie um sich herum genügend Platz haben. Stellen Sie sich aufrecht hin, die Füße stehen hüftbreit auseinander. Zur Vorbereitung auf die Übung atmen Sie dreimal tief ein und aus, während der Bewegungsausführung atmen Sie in Ihrem eigenen Atemrhythmus.

2. Heben Sie die Arme auf Höhe des Brustbeins gestreckt nach vorne, die Handrücken berühren sich und die Handflächen sind nach außen gerichtet, die Daumen zeigen nach unten.

3. Heben Sie den rechten Arm und führen ihn in einem Bogen nach hinten – der Blick folgt der Hand –, bis der Oberarm waagerecht zum Boden ausgerichtet ist. Der Daumen zeigt in dieser Position nach oben.
4. Führen Sie den rechten Arm wieder nach vorne zurück in die Ausgangsposition. Der Blick folgt wieder der Hand.
5. Anschließend führen Sie die Übung mit dem linken Arm aus. Der Blick folgt nun der linken Hand.
6. Wiederholen Sie die gleiche Bewegung rechts und links jeweils abwechselnd achtmal pro Seite. Führen Sie die Übung langsam und kontrolliert aus.

Nachmittags:

Trinken Sie eine Tasse Nieren-Tee, um die Nierenentgiftung zu unterstützen. Das Rezept finden Sie auf Seite 105. Sie können auch einen Fertigtee verwenden, hier sollten Sie unbedingt auf Bio-Qualität achten.
Für den kleinen Hunger zwischendurch trinken Sie ein Glas Bio-Gemüsesaft. Der Saft hilft, Stoffwechselrückstände zu binden.

Aktivierung der Nierenenergie:

Diese Übung unterstützt den Nierenmeridian und hat somit einen positiven Einfluss auf die Nierentätigkeit. Es ist eine sehr gute Übung für mehr (Lebens-)Energie im Alltag und stabilisiert das emotionale Empfinden. Wenden Sie diese Übung am besten vor dem Abendessen an, damit Sie nach dem Essen für die Verdauung ruhen können.
Los geht's:
1. Für diese Übung holen Sie sich am besten einen Stuhl, um sich bei Bedarf festzuhalten. Stellen Sie sich aufrecht neben den Stuhl,

die Füße stehen hüftbreit auseinander. Zur Vorbereitung auf die Übung atmen Sie dreimal tief ein und aus, während der Bewegungsausführung atmen Sie in Ihrem eigenem Atemrhythmus.

2. Heben Sie den rechten Fuß ein wenig vom Boden ab und strecken Sie das rechte Bein leicht nach vorne. Die Fußstellung bleibt dabei in neutraler Position und verändert sich während der gesamten Übung nicht.

3. Drehen Sie das rechte Bein in der Hüfte leicht nach außen (Außenrotation), sodass die Fußinnenseite schräg nach vorne zeigt.

4. Führen Sie das gestreckte Bein diagonal nach vorne-innen, sodass das das rechte Bein das linke (Standbein) vorne kreuzt.

5. Danach führen Sie das rechte Bein in einer Pendelbewegung so weit wie möglich nach hinten-außen, aber nur so weit, dass die Hüftknochen parallel nach vorne ausgerichtet bleiben. Halten Sie sich dabei für Ihre Standfestigkeit gerne am Stuhl fest.

6. Wiederholen Sie diese Pendelbewegung mit dem rechten Bein achtmal vor und zurück.

7. Danach wechseln Sie das Bein und machen ebenfalls acht Wiederholungen mit dem linken Bein. Führen Sie die Übung langsam und kontrolliert aus.

Abends:

Zum Abend empfehle ich Ihnen eine Gemüsesuppe, am besten aus regionalem Gemüse der Saison, sie ist leicht verdaulich und entlastet den Darm. Wenn Sie einen frischen Salat bevorzugen: Es gibt auch viele leckere Kartoffelsalat-Rezepte mit gesunden Zutaten wie Äpfeln, Paprika und grünen Salaten, die mit Öl und Gemüsebrühe angemacht werden.

Nach dem Abendessen nehmen Sie wieder drei Spirulina- oder Chorella-Presslinge mit einem Glas Wasser ein.

Detox-Programm zum Ausleiten von Umwelthormonen

Vor dem Zubettgehen:
Nehmen Sie vor dem Zubettgehen eine Tablette eines Zinkpräparates ein. Es sollte etwa zwei Stunden nach dem Abendessen eingenommen werden, damit die Aufnahme von Zink nicht durch andere Stoffe aus der Nahrung beeinträchtigt wird und der Mineralstoff ungestört verstoffwechselt werden kann.

Für eine ungestörte Nachtruhe:
Guter Schlaf ist wichtig! Um die nächtlichen Regenerationsprozesse im Körper zu unterstützen und die Organe bei der Entgiftungsarbeit nicht zu behindern, sollten Sie für ausreichend Schlaf sorgen. Gehen Sie möglichst immer zur gleichen Zeit ins Bett und verbannen Sie alle Elektrogeräte sowie Handy, Tablet und Laptop aus Ihrem Schlafzimmer. Achten Sie darauf, dass Ihr Schlafzimmer möglichst dunkel ist. Das ist wichtig, da wir für einen gesunden Schlaf das Hormon Melatonin benötigen, helles Licht behindert dessen Bildung. Wer immer zur gleichen Zeit zu Bett geht, hat eine regelmäßige Melatoninausschüttung, schläft dadurch leichter ein, kommt morgens erholter aus dem Bett und ist tagsüber körperlich und geistig leistungsfähiger. Die beste Zimmertemperatur für einen erholsamen Schlaf liegt übrigens bei 18 Grad Celsius.

BEWEGEN SIE SICH!
Runden Sie Ihr Detox-Programm mit lockeren Bewegungseinheiten ab und fahren zwei- bis dreimal in dieser Zeit für 30 Minuten Fahrrad, walken Sie oder joggen eine kleine Runde, so aktivieren Sie Ihren Stoffwechsel zusätzlich.

DER WEG ZUR HORMONBALANCE

 SELBSTEINSCHÄTZUNG

Diese Fragen helfen Ihnen herauszufinden, wie hoch Ihre persönliche Mikroplastik- und Umwelthormonbelastung ist. Außerdem sollen sie das Bewusstsein dafür schärfen, was Sie im Alltag verändern können auf Ihrem Weg zu einem plastikfreien Leben.

1. Ich esse selten Bioprodukte.
☐ ja ☐ nein
2. Ich kaufe überwiegend verpacktes Obst und Gemüse.
☐ ja ☐ nein
3. Ich habe viel Plastikkontakt am Arbeitsplatz.
☐ ja ☐ nein
4. Ich trinke regelmäßig Getränke aus Plastikflaschen.
☐ ja ☐ nein
5. Ich benutze täglich Make-up und Lippenstift.
☐ ja ☐ nein
6. Mein Shampoo oder Duschgel enthält Parabene.
☐ ja ☐ nein
7. Ich trage viel Kleidung aus Kunstfasern.
☐ ja ☐ nein
8. Ich trinke häufig meinen Coffee-to-go aus Plastikbechern.
☐ ja ☐ nein
9. Ich bewahre meine Lebensmittel in Plastikdosen auf.
☐ ja ☐ nein
10. Ich benutze Kunststoffgeschirr für die Mikrowelle.
☐ ja ☐ nein
11. Ich habe PVC- oder Vinylböden.
☐ ja ☐ nein

Detox-Programm zum Ausleiten von Umwelthormonen

12. Ich benutze viel Cremes mit Lichtschutzfaktor.
☐ ja ☐ nein
13. Meine Kochlöffel und Suppenkellen sind aus Plastik.
☐ ja ☐ nein

Auswertung

Wie viele Fragen haben Sie mit »ja« beantwortet?

Haben Sie nur bis zu drei Fragen mit »ja« beantwortet, sind Sie auf dem besten Weg zu einem plastikfreien Leben. Sehr schön! Erfreulicherweise dürfte daher auch die Belastung Ihres Körpers mit Umwelthormonen nicht allzu hoch sein. Sie sollten sich dennoch überlegen, was Sie langfristig noch verbessern können.

Wenn Sie bei bis zu sechs Fragen »ja« angekreuzt haben, sollten Sie prüfen, was Sie kurzfristig verändern können, etwa bei Ihrem Einkaufsverhalten. Vielleicht greifen Sie in Zukunft öfter zu unverpackten Lebensmitteln? Oder Sie bereiten Ihre Mahlzeiten frisch zu und versuchen auf die Mikrowelle zu verzichten?

Sollten Sie sieben oder mehr Fragen mit »ja« beantwortet haben, ist die Belastung Ihres Körpers vermutlich sehr hoch. Überlegen Sie: Welches sind die »Top 3«, die Sie verändern möchten? Bei welchen der mit »ja« beantworteten Fragen können Sie leicht etwas ändern? Welche Veränderungen sind schwieriger umzusetzen? Legen Sie Ihre persönlichen Ziele für die Zukunft fest und suchen Sie nach Alternativen zum Plastik.

SERVICE

Glossar

Acetaldehyd:
Zwischenprodukt beim Abbau von Ethanol, krebserregend

Adipositas:
krankhaftes Übergewicht

Antioxidanzien:
Stoffe, die vor freien Radikalen schützen

Atom:
kleinste chemische Einheit

Blutserum:
flüssiger Teil des Blutes

DHT (Dihydrotestosteron):
Hormon, das den Lebenszyklus des Haares beendet

DIM (Diindolylmethan):
ein Radikalfänger, reduziert schädliche Östrogenabbauprodukte im Stoffwechsel und verringert nachweislich die Metastasenbildung bei Brust- und Prostatakrebs

EDC (Endocrine Disrupting Chemicals):
hormonell wirksame synthetische Stoffe

Effektor-Hormon:
Hormon, das direkt am Organ auf dessen Funktion wirkt

Elektrolythaushalt:
die Verteilung von Mineralstoffen (Kalium, Magnesium, Natrium, Calcium, Phosphor, Chlor) im Körper

Freie Radikale:
hochreaktionsfähige Zwischenprodukte aus dem Stoffwechsel, zellschädigend

Formaldehyd:
gasförmige, gesundheitsschädliche chemische Verbindung, gilt als krebserregend

Gastrointestinaltrakt:
Magen-Darm-Trakt

Glucocorticoide:
Steroidhormone der Nebenniere

Gonadotrope Hormone:
Hormone der Hypophyse, die die Geschlechtshormone aktivieren

Grundumsatz:
Energiemenge, die der Körper bei völliger Ruhe zur Aufrechterhaltung seiner Lebensvorgänge benötigt

Histamin:
Gewebshormon (Eiweiß), wird bei einer Allergie freigesetzt

Glossar

Hypophyse:
Hirnanhangsdrüse

karzinogen:
krebserzeugend

Konservierungsstoffe:
Stoffe, die Produkte vor dem Befall von Mikroorganismen schützen sollen

Melamin:
aus Melaminharz unter Zugabe von Formaldehyd gewonnener Kunststoff

Menopause:
Zeitphase vor der letzten Menstruation, Wechseljahre

Metaboliten:
Zwischen- oder Abbauprodukte aus dem Zellstoffwechsel

Molekül:
chemische Verbindung aus zwei oder mehr Atomen

Myogelosen:
druckempfindliche, harmlose Knoten im Muskelgewebe

Östrogensynthese:
Aufbau von Östrogen

Parabene:
Konservierungsstoffe

Phthalate:
Weichmacher

physiologisch:
natürlich, die normalen, gesunden Stoffwechselvorgänge betreffend

PMS:
Prämenstruelles Syndrom

Polycarbonat:
Polymer aus Bisphenol A

Polymer:
chemische Verbindung aus Molekülketten; Rohstoff für Kunststoffe

Präkanzerose:
Gewebsveränderung, aus der sich ein bösartiger Tumor entwickeln kann

Releasing-Hormone:
Hormone des Hypothalamus, die die Hypophysenhormone aktivieren

Sekretion:
Abgabe von Hormonen und Enzymen aus Drüsengewebe

Testosteronsynthese:
Aufbau von Testosteron

uterotroph:
an der Gebärmutter wirkend

Weichmacher:
Stoffe, die Plastik elastisch und geschmeidig machen

SERVICE

Bücher, die weiterhelfen

Bund für Umwelt und Naturschutz Deutschland (BUND)/ Heinrich Böll Stiftung (Hrsg.): **Plastikatlas 2019.**

Bücher aus dem GRÄFE UND UNZER VERLAG, München:
Grillparzer, Marion: **GLYX-Kompass.**
Hemm, Dagmar/Noll, Andreas: **Die Organuhr.**
Schaenzler, Nicole: **Leber und Galle entgiften und natürlich stärken.**
Vormann, Jürgen: **Säure-Basen-Balance.**
Wacker, Sabine: **Basenfasten.**
Wenzel, Melanie: **Natürlich und gesund entgiften: Meine 4-Wochen-Entschlackungskur.**

Die Übungen auf Seite 116 bis 118 sind mit freundlicher Genehmigung entnommen aus: *John F. Thie und Matthew Thie:* Touch For Health. Das umfassende Standardwerk für die Praxis. VAK

Adressen, die weiterhelfen

DGE – Deutsche Gesellschaft für Ernährung e. V.
Godesberger Allee 18,
53175 Bonn
dge.de

Deutsche Umwelthilfe e. V.
Goebenstraße 3a,
30161 Hannover
duh.de

Umweltbundesamt
Wörlitzer Platz 1,
06844 Dessau-Roßlach
umweltbundesamt.de

Umweltbundesamt Österreich
Spittelauer Lände 5,
1090 Wien
umweltbundesamt.at

Bundesamt für Umwelt BAFU
3003 Bern
www.bafu.admin.ch

Die Internet-Plattform der Autorin finden Sie unter:
www.naturheilpraxis-linzer.de

Nahrungsergänzungsmittel aus biologischen Pflanzenextrakten erhalten Sie zum Beispiel bei: GSE-Vertrieb GmbH, Bühler Straße 32, 66130 Saarbrücken, www.gse-vertrieb.de
San Omega GmbH, Gubener Str. 47, 10243 Berlin, www.norsan.de
Sunday Natural Products GmbH, Potsdamer Straße 83, 10785 Berlin, www.sunday.de
Die Homöopathischen Nosoden erhalten Sie u.a. bei:
Barlach-Apotheke, Hauptstraße 80, 73087 Bad Boll
Remedia Homöopathie GmbH, Hauptstraße 4-6, A-7000 Eisenstadt

Hilfreiche Quelle

Zahlreiche Nährstoffwerte in den Tabellen auf Seite 96 bis 99 wurden mit freundlicher Genehmigung entnommen aus: DEBInet - Deutsches Ernährungsberatungs- und -informationsnetz (www.ernaehrung.de), Autor: Dr. med. Bertil Kluthe

Register

A
Adipositas 30
ADS/ADHS 56, 58
Allergien 45, 56, 59
Aromatase 48, 50
Asthma 31
Autismus 55

B
Bambusgeschirr 84, 88
Benzophenon 34
Beta-Sitosterol 94
Bio-Plastik 84, 88
Bisphenol A 13, 26, 27, 28 f., 32
Bodenbeläge 27, 33
Brustkrebs 30, 45, 50, 56, 60

C
Campesterol 71, 94
Cortisol 53

D
DDT 21, 34
Depression 55
DHEA (Dehydroepiandrosteron) 74 f.
Diabetes Typ 2 30, 48, 55
DIM (Diindolylmethan) 95, 122
Diosgenin 94

E
Elektrogeräte 25, 27
Endometriose 32, 34, 45, 56, 61
Enzacamen 34
Epoxidharz 28
Erektionsstörungen 56, 62

F
Fipronil 26, 27, 34, 35 f.
Flammschutzmittel 27, 32
Formaldehyd 84, 88, 122
Freie Radikale 95, 122
FSH 49

SERVICE

G
Glykämischer Index 71
Glyphosat 26, 27, 34, 35

H
Haarausfall 47, 49
Haarshampoo 22, 32
Herbizide 34 f.
Hoden 21
Hypophyse 39, 42, 123
Hypothalamus 39, 48

I
Insektizide 34 f.
Insulinresistenz 56, 63
Intelligenzquotient 55

K
Kinderspielzeug 24, 27, 33, 82, 85
Kinderwunsch 56, 67
Kohlgemüse 95
Kopfschmerzen 108
Kosmetika 11, 14, 16, 22, 27, 31, 32, 33, 82

L
Lebensmittelverpackungen 24, 27
Leber-Mittel 103
Leitungswasser 115

M
Make-up 22, 33
Melaminharz 84
Migräne 47
Monatsblutungen, verstärkte 32, 34
Myome 32, 45, 56, 64

N
Nieren-Mittel 103
Nosode 57

O
Octinoxat 34
Octocrilen 34
Organ-Pflege 100
Östrogendominanz 19, 38–53, 73
Östrogenmangel 48 f., 77 f.
Oxybenzon 69

P
Parabene 27, 31 f., 123
PCB 21
Peeling 11, 16
PE-HD 89
PE-LD 90
Pestizide 21, 26 f.
PET 81, 89
Phthalate (Weichmacher) 21, 24, 25, 27, 30 f., 123
Phytohormone 92–99
Polycarbonat 25, 28, 29, 32, 84, 123
Polyester 28
Polymerisation 28
Potenzprobleme 47, 48
Prämenstruelles Syndrom 47
Progesteron 46
-, pflanzliches 93
Progesteronmangel 46, 47, 71 f., 93
Prostatakrebs 30, 45, 56, 60
Pubertät, verfrühte 30, 55, 56
PVC 90

R/S
Recyclingcodes 89–91
Schilddrüse 56, 66
Schlafstörungen 48
Schwangerschaft 20, 31, 35, 36, 55
Soja 93
Sonnencreme 32, 34
Spermien 29, 31, 32, 34, 35, 45
Spermiogramm 44
Stigmasterol 94
Stress 50 f., 53, 75, 77
Süßstoffe 52

T
Tapeten 33
Tee 105 f.
Testosteron 42, 46, 48, 76 f.
ToxFox-App 82
Trockenbürstenmassage 101 f.

U
Übergewicht 30, 53
Übersäuerung 51 f.
Unfruchtbarkeit bei Männern 45, 56, 68
UV-Filter, chemische 27, 33 f., 69

V/W/Z
Verweiblichung im Tierreich 21
Vinyl 26, 31
Vitamin-D-Mangel 48, 50
Wechseljahre 48, 71
Wickel 106 f.
Zahnpasta 11, 22, 85

MEHR ENERGIE, MEHR WOHLBEFINDEN!

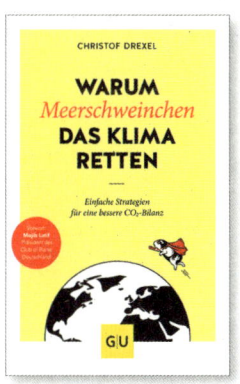
ISBN 978-3-8338-7109-2

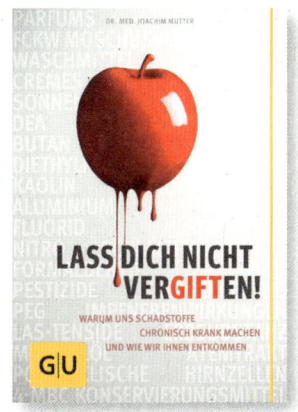
ISBN 978-3-8338-2499-9

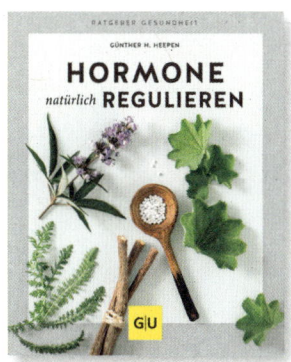
ISBN 978-3-8338-6914-3

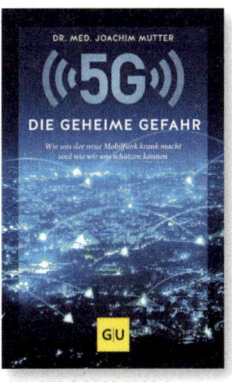
ISBN 978-3-8338-7538-0

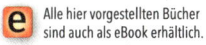 Alle hier vorgestellten Bücher sind auch als eBook erhältlich.

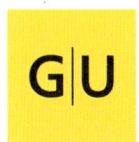

Mehr von GU auf www.gu.de und facebook.com/gu.verlag

IMPRESSUM

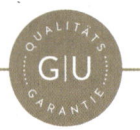

LIEBE LESERINNEN UND LESER,

wir wollen Ihnen mit diesem Buch Informationen und Anregungen geben, um Ihnen das Leben zu erleichtern oder Sie zu inspirieren, Neues auszuprobieren. Wir achten bei der Erstellung unserer Bücher auf Aktualität und stellen höchste Ansprüche an Inhalt und Gestaltung. Alle Anleitungen und Rezepte werden von unseren Autoren, jeweils Experten auf ihren Gebieten, gewissenhaft erstellt und von unseren Redakteur*innen mit größter Sorgfalt ausgewählt und geprüft.

Haben wir Ihre Erwartungen erfüllt? Sind Sie mit diesem Buch und seinen Inhalten zufrieden? Wir freuen uns auf Ihre Rückmeldung. Und wir freuen uns, wenn Sie diesen Titel weiterempfehlen, in Ihrem Freundeskreis oder bei Ihrem Online-Kauf.

Sollten wir Ihre Erwartungen so gar nicht erfüllt haben, tauschen wir Ihnen Ihr Buch jederzeit gegen ein gleichwertiges zum gleichen oder ähnlichen Thema um.

KONTAKT ZUM LESERSERVICE
GRÄFE UND UNZER VERLAG
Grillparzerstraße 12
81675 München
www.gu.de

Ein Unternehmen der
GANSKE VERLAGSGRUPPE

Impressum

© 2022 GRÄFE UND UNZER VERLAG GmbH, Postfach 860366, 81630 München

GU ist eine eingetragene Marke der GRÄFE UND UNZER VERLAG GmbH, www.gu.de

ISBN 978-3-8338-8012-4
1. Auflage 2022

Alle Rechte vorbehalten. Nachdruck, auch auszugsweise, sowie Verbreitung durch Bild, Funk, Fernsehen und Internet, durch fotomechanische Wiedergabe, Tonträger und Datenverarbeitungssysteme jeder Art nur mit schriftlicher Genehmigung des Verlages.

Projektleitung: Barbara Fellenberg
Bildredaktion: Nele Schneidewind
Umschlaggestaltung und Layout: ki36
Herstellung: Renate Hutt
Satz: Christopher Hammond
Reproduktion: Ludwig Media, Zell am See
Druck und Bindung: Westermann Druck, Zwickau

Bildnachweis:
Illustrationen: Michael Vestner; Cover: Adobestock

Syndication: www.seasons.agency

Wichtiger Hinweis

Die Gedanken, Methoden und Anregungen in diesem Buch stellen die Meinung bzw. Erfahrung der Verfasserin dar. Sie wurden von der Autorin nach bestem Wissen erstellt und mit größtmöglicher Sorgfalt geprüft. Sie bieten jedoch keinen Ersatz für persönlichen kompetenten medizinischen Rat. Jede Leserin, jeder Leser ist für das eigene Tun und Lassen auch weiterhin selbst verantwortlich. Weder Autorin noch Verlag können für eventuelle Nachteile oder Schäden, die aus den im Buch gegebenen praktischen Hinweisen resultieren, eine Haftung übernehmen.

Umwelthinweis

Nachhaltigkeit ist uns sehr wichtig. Der Rohstoff Papier ist in der Buchproduktion hierfür von entscheidender Bedeutung. Daher ist dieses Buch auf Papier gedruckt, das mit dem Blauen Engel ausgezeichnet wurde: ressourcenschonend und umweltfreundlich hergestellt, emissionsarm gedruckt, überwiegend aus Altpapier.

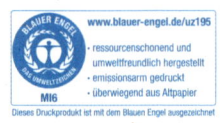

Die GU-Homepage finden Sie unter www.gu.de